YOGA

für eine entspannte Schwangerschaft

Ursula Mäder / Hildegard Pätzold

YOGA

für eine entspannte Schwangerschaft

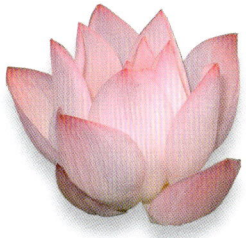

mit Sonnengruß, Atemübungen,
Tiefenentspannung und
Ayurveda-Gesundheitstipps

HANS-NIETSCH-VERLAG

© Hans-Nietsch-Verlag 2011

Alle Rechte vorbehalten.
Nachdruck, auch auszugsweise, nur mit ausdrücklicher
Genehmigung des Verlages gestattet.

Wir danken Herrn Günter Kieser vom Param Verlag für
die Mitarbeit bei der Strukturierung und Erstellung des
Manuskripts.

Redaktion und Lektorat: Martina Klose
Redaktionelle Beratung: Bernhard Kaspereit
Korrektorat: Hans Jürgen Kugler
Innenlayout und Satz: Kurt Liebig, Peter Krafft
Grafik auf Seite 26: Scarlett Röhner
Cover: Kurt Liebig
Druck: FINIDR, s.r.o., Český Těšín/Tschechische Republik

Hans-Nietsch-Verlag
Am Himmelreich 7
79312 Emmendingen

www.nietsch.de
info@nietsch.de

ISBN 978-3-86264-188-8

Inhalt

Teil III Übungsfolgen für Schwangere

Teil IV Kleiner ayurvedischer Ratgeber für Schwangerschaft und Stillzeit

Vorwort

*„Wünsche allen Wesen Gutes.
Das wird dein Leben bereichern
und dich glücklich und friedvoll
machen."*

Swami Sivananda

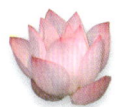

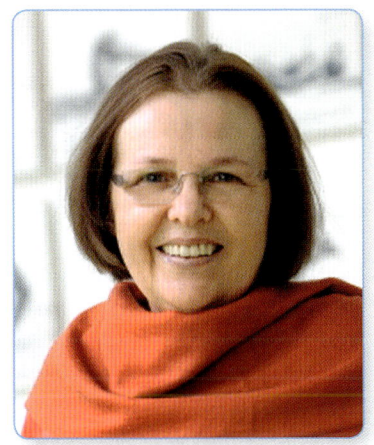

Swami Durgananda

Yoga ist eine genaue Wissenschaft, die Körper, Geist und Seele vereinigt. Yoga-Praktiken sind vielseitig und finden im heutigen Zeitalter der Hetze und der Geschäftigkeit mehr Anwendung denn je: Durch das Üben der Yoga-Stellungen, der Atemtechniken, die Wiederholung von *Mantras* (mystischen Klangformeln) und das Gebet kann der Mensch einen neuen Einklang mit dem Kern des Lebens finden.

Swami Vishnudevananda brachte vor über fünfzig Jahren im Auftrag seines Meisters Swami Sivananda die ganzheitlichen Yoga-Lehren in den Westen. Auf einzigartige Weise gelang es ihm, der westlichen Welt die philosophischen Lehren des Ostens in einer praktischen Synthese zu vermitteln. Mit Freude sehe ich, wie der Yoga-Weg heute viele Menschen im Westen begleitet und ihr Leben mit dem Gleichgewicht von Körper, Geist und Seele bereichert.

Ursula Mäder und Hildegard Pätzold sind Schülerinnen dieser Meister. Durch ihre langjährige Unterrichtserfahrung und ihr Yoga-Studium eröffnen sie den Zugang zu Gesundheit und innerer Ruhe während der Schwangerschaft.

Neben Antworten auf viele Fragen zur Schwangerschaft und der Zeit danach gibt dieses Buch Anregungen zu einem gesunden Lebensstil, zur Entwicklung der Gedankenkraft, zur inneren Selbstfindung und zur Selbstdisziplin, dem Erfolgsgeheimnis im Yoga.

Yoga ist ein unermesslicher Schatz für die Menschheit und kann beide Elternteile auf dem Weg in diese neue Erfahrung begleiten: Auf die Geburt folgen Frieden und Stille, das Berühren der „neuen" Seele, Aufatmen und Fassungslosigkeit, das Geschenk der Natur in den Armen zu halten.

Allen Übenden wünschen wir ein gesegnetes Gelingen.

Swami Durgananda, Yoga Acharya
Seniorschülerin von Swami
Vishnudevananda
Leiterin der *Sivananda Yoga Vedanta
Zentren* in Europa

Danksagung

Wir bedanken uns bei
der Sivananda-Organisation für die
klassische Yoga-Übungsreihe;
Frau Tanya Rothe für die Idee zu diesem Buch;
dem Model Veronika Heller;
der Fotografin Annika Bauer, sowie
Sven Strauß für die Chakren-Mosaike
(www.musaicum.de).
Unseren Familien danken wir
für ihre Geduld.

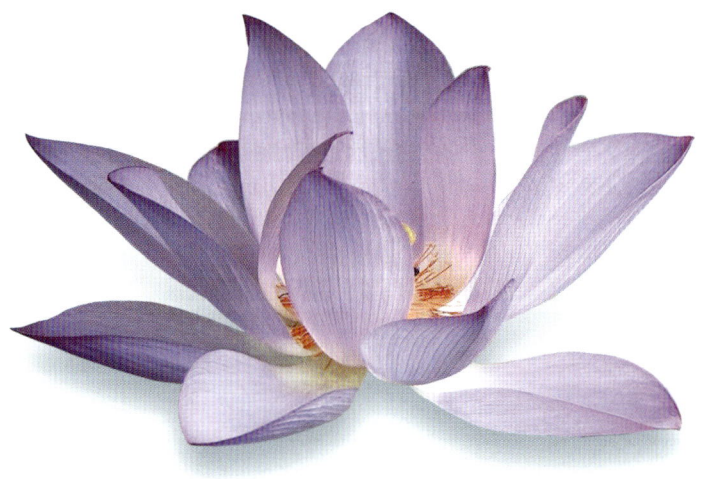

Vorwort der Autorinnen

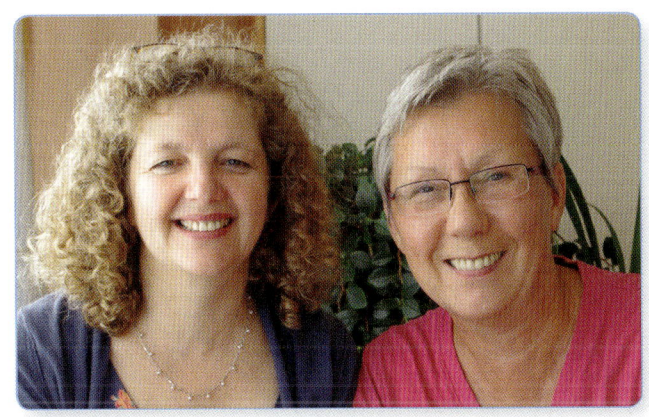

Eine Schwangerschaft ist eine ganz besondere Zeit im Leben einer Frau. Diese neun Monate scheinen lang zu sein, sie sind sehr kostbar und vergehen viel zu schnell. Es ist die Zeit großer Veränderungen im Körper der werdenden Mutter. Es ist auch eine Zeit, in der sich ihre Gefühle verändern und die Rolle der Frau in der Partnerschaft neu gefunden werden muss. Von ihrem Umfeld wird die Schwangere als etwas Besonderes angesehen.

Mit Yoga wählt die schwangere Frau für sich selbst und für das in ihr heranwachsende Kind von Anfang an ein positives Umfeld. Es ist eine Zeit, in der intuitiv die Bereitschaft, nach innen zu schauen und mit sich selbst in Kontakt zu sein, sehr groß ist. Und so werden die Atemübungen dankbar angenommen, weil sie die ewig kreisenden Gedanken zur Ruhe kommen lassen. Die Yoga-Übungen haben die wunderbare Eigenschaft, Körper, Geist und Seele zu einer Einheit werden zu lassen. Auf diese Weise entsteht für das heranwachsende Kind ein geschützter Raum und die werdende Mutter kann die Schwangerschaft mit Freude erleben: Sie ist geistig zentriert, bleibt körperlich beweglich und verkraftet die eine oder andere Unpässlichkeit gut. Yoga kann Frauen gerade in der Schwangerschaft zur Quelle der eigenen Kraft führen und so fällt es ihnen leichter, den neuen Aufgaben gerecht zu werden.

Die Yoga-Übungen für Schwangere, die Sie in diesem Buch finden, sind für gesunde Frauen gedacht. Jede Frau hat in der Schwangerschaft jedoch ihre ganz persönlichen Bedürfnisse, die sie beim Praktizieren immer berücksichtigen soll: Entscheiden Sie also selbst, welche Übungen für Sie gut sind. Ein Gefühl strahlender Gesundheit nach der Yoga-Praxis ist ein Zeichen, dass richtig geübt wurde. Wenn Sie sich nach den Yoga-Übungen müde und erschöpft fühlen, wurde falsch oder übertrieben praktiziert.

Wir haben *Yoga für eine entspannte Schwangerschaft* für Frauen geschrieben, die ihre Schwangerschaft mit Yoga positiv unterstützen wollen. Für Frauen, die die klassische Yoga-Übungsfolge schon jahrelang praktizieren, ist es ein guter Begleiter, um Yoga während der Schwangerschaft in abgewandelter Form üben zu können. Weiterhin ist es ein Fachbuch für Yoga-LehrerInnen, die ihren Unterricht durch einen Kurs „Yoga für Schwangere" erweitern wollen.

Die Yoga-Übungen ersetzen auf keinen Fall den Besuch eines Arztes. Wenn Probleme während der Schwangerschaft auftreten, sprechen Sie mit Ihrem Arzt oder Ihrer Hebamme.

Wir wünschen Ihnen entspannte Yoga-Stunden!

Ursula Mäder und Hildegard Pätzold
im Sommer 2011

„Ein Gramm Praxis ist besser als Tonnen von Theorie."

Swami Sivananda

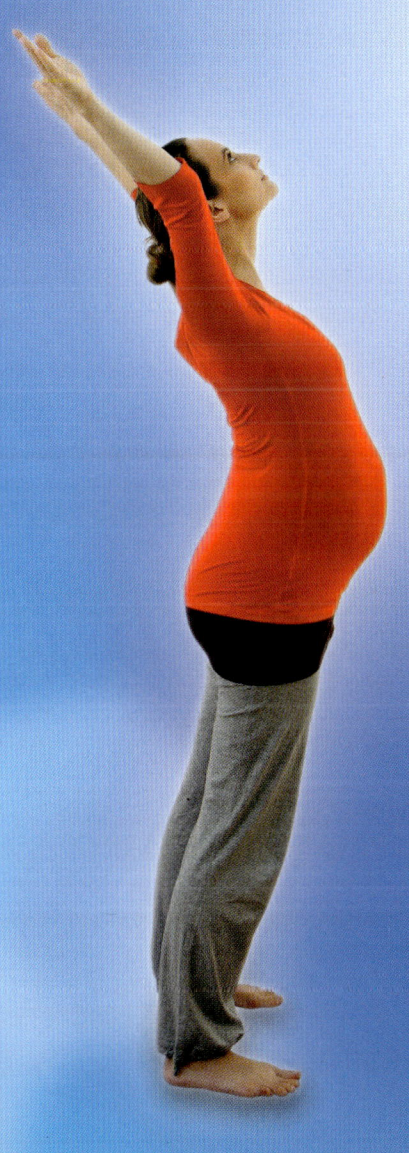

Teil I

EINFÜHRUNG

Die klassische Yoga-Übungsfolge

Sein ganzes Leben lang war Swami Sivananda bestrebt, den Menschen ein System anzubieten, um dauerhaft gesund zu sein. Als Arzt und leitender Direktor einer Klinik in Malaysia konnte er vielen Menschen helfen, doch er beobachtete, dass die Menschen zwar körperlich gesund waren, wenn sie seine Klinik verließen, dass sich die Probleme aber kurze Zeit später wieder einstellten.

Er suchte nach einer Lösung und stieß dabei auf die Übungen und die Philosophie des Yoga, eines Gesundheitssystems, das aus seiner Heimat Indien stammte. Er befasste sich intensiv mit Yoga und ließ seine Patienten daraufhin zusätzlich morgens und abends Yoga- und Atemübungen praktizieren. Das Resultat war überwältigend: Die Menschen wurden nicht nur schneller gesund, sie blieben es auch

SWAMI SIVANANDA ist nie in den Westen gereist, um Yoga zu verbreiten. Seine über dreihundert Bücher hat er allerdings in englischer Sprache geschrieben, weil er wusste, dass Yoga im Westen gebraucht wird. Seinen engen Schüler, der zwölf Jahre bei ihm gelernt hatte, schickte er 1957 mit den Worten in den Westen: „Swami Vishnudevananda, geh in den Westen und verbreite Yoga, die Menschen dort brauchen es jetzt."

SWAMI VISHNUDEVANANDA hat dem Westen die klassische Yoga-Übungsfolge zugänglich gemacht. Durch genaues Beobachten der Lebensumstände und Bedürfnisse der Menschen im Westen konnte er die alte Weisheit des Yoga in fünf Grundprinzipien zusammenfassen. Sie lassen sich leicht in unseren Lebensalltag einbauen und legen so den Grundstein für ein langes und gesundes Leben.

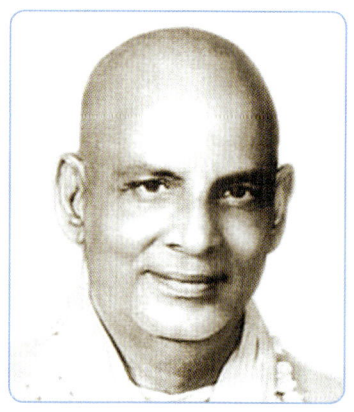

Swami Sivananda (1887–1963)

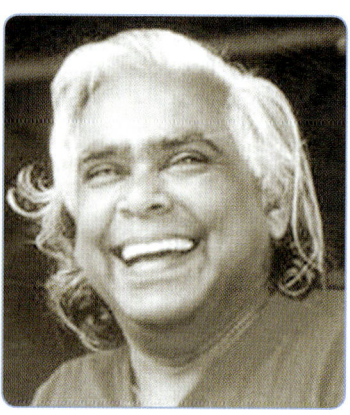

Swami Vishnudevananda (1927–1993)

– und zwar so, dass sie von innen heraus strahlten. Ihre Gesichter, ihre Augen leuchteten. Sie fühlten sich auf eine Art und Weise gesund und geheilt, die weit über die körperliche Gesundheit hinausging. Körperliche Blockaden verschwanden genauso wie geistige, denn die Menschen wurden kreativ, herzlich und sie öffneten sich für neue Ideen. Diese geistige Veränderung führte wiederum zu dauerhafter körperlicher Gesundheit.

Swami Sivananda praktizierte mit seinen Schülern und Patienten die klassische Yoga-Übungsfolge, die ihren Ursprung in der nordindischen Stadt Rishikesh hat (hier befindet sich auch heute noch ein Sivananda-Ashram). Diese Übungsreihe besteht aus 12 Grundpositionen *(Asanas)*, 2 Atemtechniken *(Pranayama)* und dem Sonnengruß *(Surya Namaskar)*. Diese Körperstellungen sind für Kinder, Heranwachsende, Erwachsene, Schwangere und ältere Menschen (mit entsprechenden Abwandlungen) geeignet – für alle Menschen also im Alter von 7 bis 99 Jahren. Doch es ist die innere Haltung, die diese Körperübungen zu Yoga-Übungen werden lässt.

Die verschiedenen *Asanas* werden ruhig und mit der Konzentration auf den Atem ausgeführt, der durch die Nase bis tief in den Bauch hineinfließt. Die Augen sind geschlossen und die Gedanken auf den Atem konzentriert. Aufgrund ihrer wunderbaren Wirkungen auf alle Organe und Organsysteme des Körpers sowie auf die feinstofflichen Strukturen des Menschen wird diese klassische Übungsfolge auch heute noch dankbar angenommen. Ihre 12 Positionen mit den zahlreichen Varianten erlauben eine große Vielfalt an Gestaltungsmöglichkeiten. Die außergewöhnliche Kraft und Wirksamkeit dieser Übungssequenz beruht auf zwei Faktoren:

• Die wenigen unterschiedlichen Positionen entfalten alle wesentlichen Wirkungen der *Asanas*: Beugungen, Streckungen, Umkehrhaltungen, muskelfördernde Übungen, Gleichgewichtspositionen.

• Der Aufbau der Übungssequenz folgt einer klaren Grundidee: Die Atemübungen *(Pranayama)* lassen die Gedanken zur Ruhe kommen und laden den Körper mit Energie *(Prana)* auf. Nachdem der Körper durch den Sonnengruß *(Surya Namaskar)* aktiviert wurde, werden die *Asanas* zur Steigerung der Lebensenergie geübt. In der abschließenden Ruhephase können sich die Wirkungen der Übungen in Körper, Geist und Seele entfalten.

„Auf dem Weg von Ost nach West hat Yoga nicht nur kulturelle und religiöse Schranken überwunden, es ist auch aus einer männlichen Prägung in eine weibliche Orientierung geflossen."

Swami Sivadasananda

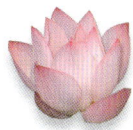

Die klassische Yoga-Übungsfolge ist in ihrer ursprünglichen Form bis in die heutige Zeit erhalten geblieben. Seit mehr als fünfzig Jahren werden diese durch Swami Sivananda populär gewordenen Yoga-Übungen weltweit in mehr als sechzig *Sivananda Yoga Vedanta Zentren* und neun *Ashrams* gelehrt.

Im Laufe der Zeit wurde diese Übungsfolge an die Bedürfnisse schwangerer Frauen angepasst. Die *Asanas* sind in ihrer Abfolge so angelegt, dass sie entweder die Wirkung der jeweils vorhergehenden verstärken, auf die folgende Übung vorbereiten oder eine ausgleichende Position darstellen.

Zwischen den einzelnen *Asanas* – der Kopfstand, der Schulterstand, der Pflug (die Brücke), der Fisch, die Vorwärtsbeuge im Sitzen (die schiefe Ebene), das Kamel, die Katze und der Halbmond – ist jeweils eine Zwischenentspannung entweder in der Stellung des Kindes oder in der Entspannungslage eingebaut, sodass Sie ein Bewusstsein für die natürliche Ruhekapazität Ihres Körpers und Ihrer Gedanken entwickeln können. Bei anderen *Asanas* – dem halben Drehsitz, dem Baum und dem Dreieck – ergibt sich die entspannende ausgleichende Stellung, indem die Übung zur anderen Seite ausgeführt wird. Bei der Vorwärtsbeuge im Stehen liegt der Ausgleich im Übungsablauf selbst (Streckung – Beugung – Streckung).

Wollen Sie die energetisierende und harmonisierende Kraft der Übungen auf der körperlichen und auf der geistigen Ebene erleben, ist es notwendig, dass Sie die Übungen mit ihren entsprechenden Abwandlungen und Varianten in der vorgegebenen Reihenfolge der klassischen Yoga-Übungsreihe praktizieren. Die Übungen stimulieren alle Systeme des mensch-

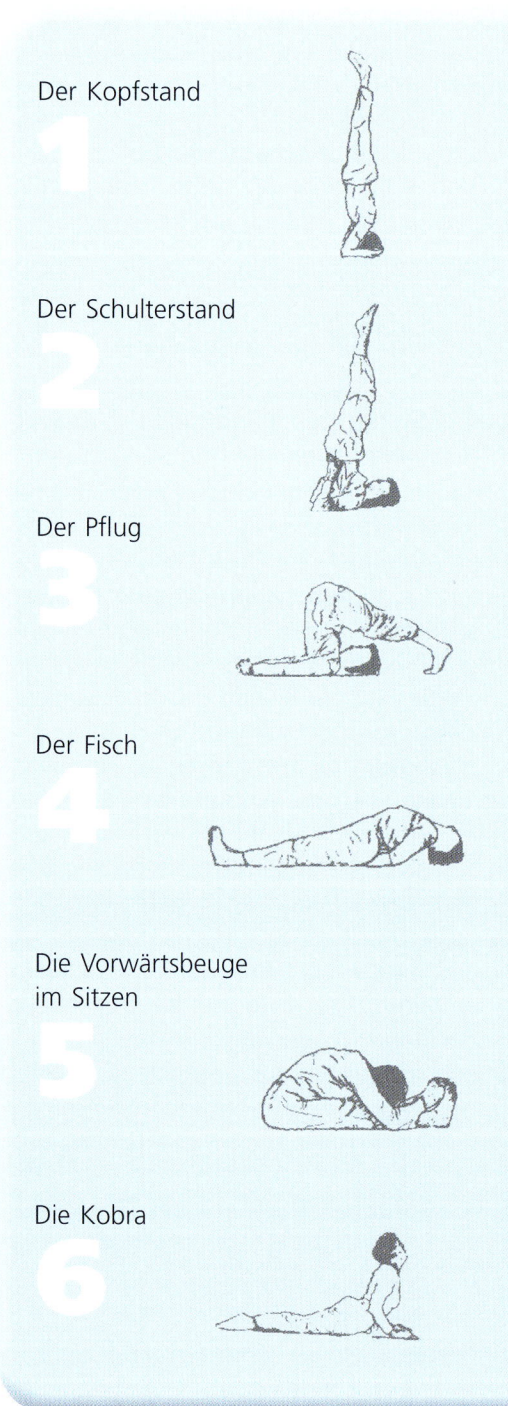

Der Kopfstand

Der Schulterstand

Der Pflug

Der Fisch

Die Vorwärtsbeuge im Sitzen

Die Kobra

Die 12 Asanas

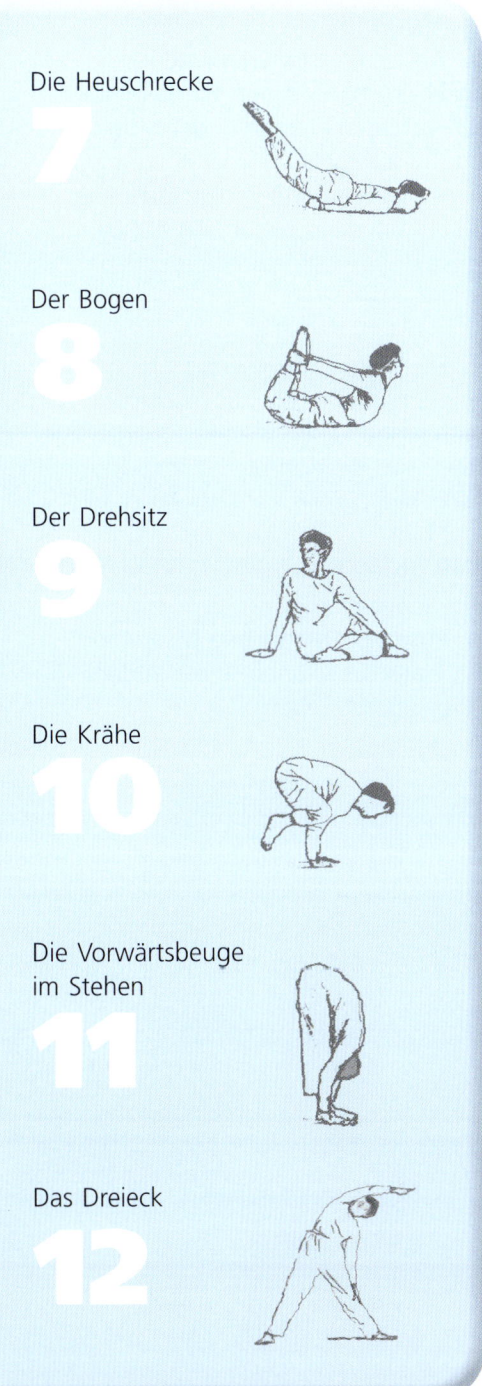

Die Heuschrecke

7

Der Bogen

8

Der Drehsitz

9

Die Krähe

10

Die Vorwärtsbeuge
im Stehen

11

Das Dreieck

12

lichen Körpers, lösen Verspannungen in der Muskulatur und unterstützen das Skelettsystem. Die Dehnübungen massieren die inneren Organe, das Drüsen- und das Lymphsystem, kräftigen das Herz und regen den Kreislauf an. Verdauungs- und Ausscheidungssystem werden ebenfalls angenehm stimuliert. Zudem fördern die Körperübungen einen ausgeglichenen Hormonhaushalt und die Atemübungen beruhigen das Nervensystem.

In der Endentspannung können sich die Wirkungen der *Asanas* ganzheitlich, in Körper, Geist und Seele entfalten. Das Nervensystem entspannt sich und die Gedanken kommen zur Ruhe. Frieden und Harmonie erfüllen Ihr ganzes Wesen.

Die 5 Grundprinzipien des Yoga

1. DIE RICHTIGEN KÖRPERÜBUNGEN (ASANAS)

Die Yoga-Positionen wirken systematisch in unserem ganzen Körper. Muskeln, Bänder und Sehnen werden gedehnt, gestreckt und gleichzeitig gekräftigt. Wirbelsäule und Gelenke bleiben beweglich, unser Kreislauf wird angeregt und die inneren Organe werden massiert.

2. DIE RICHTIGE ATMUNG (PRANAYAMA)

Die Atemübungen laden unseren Körper immer wieder neu mit Lebensenergie (Prana) auf und unsere Gedanken können zur Ruhe kommen.

3. DIE RICHTIGE ENTSPANNUNG

Durch Anspannen und Entspannen lösen sich Spannungen in der Muskulatur und unser ganzer Körper kommt zur Ruhe. Die geführte Endentspannung schenkt uns das Gefühl, so entspannt zu sein wie nach einem gesunden Schlaf.

4. DIE RICHTIGE ERNÄHRUNG

Eine Ernährung, die aus frischen und natürlichen Lebensmitteln zusammengestellt wird, hält unseren Körper gesund, wirkt beruhigend auf unseren Geist und gibt uns genügend Widerstandskraft gegen Krankheiten.

5. POSITIVES DENKEN UND MEDITATION

Ein klarer Geist bringt Ruhe in den Fluss unseres Lebens.

Die Atmung

Der Atem ist unser wichtigster Energie-spender. Ohne feste Nahrung kommen wir etwa vierzig Tage aus, ohne Trinken etwa vier Tage und ohne Luft kaum vier Minuten. So erstreckt sich unser Leben also zwischen unserem ersten und un-serem letzten Atemzug. Mit dem ersten Atemzug als Neugeborenes beginnt unser Lebensatem zu fließen und mit dem letzten Atemzug hauchen wir unser Leben aus.

Unseren Atemrhythmus, das Ein- und das Ausatmen, nehmen wir meist nicht bewusst wahr, wir werden sozusagen „geatmet". Doch die meisten Menschen atmen zu flach; sie nutzen ihr Lungen-volumen und damit ihre Kapazität, Ener-gie zu schöpfen, nicht voll aus. Die tiefst mögliche Atmung ist die Bauchatmung (Zwerchfellatmung); sie versorgt unseren Körper optimal mit Sauerstoff.

Was passiert, wenn wir atmen?

Beim Einatmen fließt sauerstoffreiche Luft durch die Luftröhre und die Bronchien bis in die Lungenbläschen hinein, wo der Sauerstoff vom Blut aufgenommen und gegen Kohlendioxid – das Abfallprodukt des Stoffwechsels aus den einzelnen Zellen – ausgetauscht wird. Der Sauerstoff gelangt dann mit dem Blut zum Herzen und wird von hier aus zu jeder Körperzelle transportiert. Durch die Zellwände hin-durch wird auch hier der Sauerstoff gegen Kohlendioxid ausgetauscht. Letzteres wird mit dem Blut für die Ausatmung zurück in die Lungen befördert, an die Lungenbläs-chen abgegeben und ausgeatmet.

Wenn Sie schwanger sind, ist Ihr Kind in der Gebärmutter wie ein weiteres Organ, das mit Sauerstoff versorgt und von dem Kohlendioxid abtransportiert werden muss. Das heranwachsende Baby hat einen eigenen, von der Mutter getrennten Blutkreislauf. Durch die feinen Blutgefäße in der Plazenta werden Nährstoff- und Sauerstoffmoleküle aus Ihrem Blutkreislauf in den Ihres Babys transportiert. Das Herz des Babys pumpt sauerstoffhaltiges Blut aus der Plazenta durch die Nabelschnur in jeden Teil seines Körpers. Durch die Zell-wände findet der Gasaustausch statt. Das mit Abfallprodukten des Stoffwechsels angereicherte Blut wird dann durch die Nabelschnur zurück in die Plazenta trans-portiert und das Kohlendioxid wird über Ihren Blutkreislauf und Ihre Lungen ausge-schieden. Erst wenn das Baby geboren ist, beginnen seine Lungen selbstständig, Sauerstoff aufzunehmen, der Plazenta-

„Wenn der Atem wandert und unruhig fließt, dann ist auch der Geist unruhig. Aber wenn der Atem still ist, ist es auch der Geist."

Hatha Yoga Pradipika, 2. Kapitel

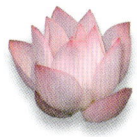

kreislauf wird langsamer und kommt schließlich ganz zum Stillstand (Auspulsieren der Nabelschnur) oder die Nabelschnur wird mit einer Nabelklemme durchtrennt.

Das wichtigste Organ für die Atmung ist nicht, wie oft angenommen, die Lunge, sondern das Zwerchfell. Das Zwerchfell ist ein Muskel, der den Bauch- vom Brustraum trennt. Wenn die Zwerchfellmuskeln sich beim Einatmen zusammenziehen, drücken sie die Organe des Bauchraums nach unten – Leber, Magen und Milz werden massiert – und erweitern damit den Brustraum. Wenn sie sich beim Ausatmen entspannen, drücken die Organe des Bauchraums das Zwerchfell zurück in seine Ausgangslage und verkleinern den Brustraum – Lungenspitzen und Herz werden massiert. Mit dem natürlichen Atemrhythmus massieren Kontraktion und Entspannung des Zwerchfells die inneren Organe ein Leben lang.

Im Ruhezustand atmet ein erwachsener Mensch etwa 16-mal pro Minute ein und aus. Bei körperlicher Anstrengung erhöht sich die Atemfrequenz auf 40 bis 45 Atemzüge pro Minute. Bei der bewussten Ausführung von Yoga-Übungen sinkt die Atemfrequenz auf 10 bis 12 Atemzüge pro Minute und in der Endentspannung auf 6 bis 8 Atemzüge pro Minute. Die langsame Atmung entschleunigt den Organismus: Die Körperfunktionen werden heruntergefahren, die Muskulatur entspannt sich (insbesondere der Herzmuskel). Im Yoga wird der Schwerpunkt auf die Ausatmung gelegt: So wird mehr verbrauchte Luft ausgestoßen als gewöhnlich, was die Einatmung noch tiefer werden lässt, sodass dem Körper mehr Sauerstoff zugeführt wird. Es ist aber nicht nur der Sauerstoff allein, der bei der Atmung eine wesentliche Rolle spielt.

Die Luft, die wir einatmen, ist auch der Träger der Lebensenergie, des *Prana*, wie es im Sanskrit bezeichnet wird. *Prana* ist die universelle Lebensenergie, die allen Dingen und Lebewesen innewohnt, die vergänglich sind.

WIRKUNG:
Praktizieren Sie die Atemübungen, die Sie in Teil II, „Yoga praktizieren", unter „Atemübungen – *Pranayama*" (Seite 52 ff.) finden, ruhig bis zur Geburt. Sie wirken beruhigend und stärken das vegetative Nervensystem. Die Einatmung steht mit dem sympathischen Nervensystem in Verbindung, das uns zum Handeln anspornt. Das Ausatmen steht mit dem parasympathischen Nervensystem in Verbindung, das für Ruhe und Ausgleich im Organismus sorgt und die Energiereserven wieder aufbaut.

Atemübungen schenken der werdenden Mutter die notwendige Gelassenheit und Entspannung und erleichtern so auch die Geburt.

Prana und der feinstoffliche Körper

Prana, *die Lebensenergie*

Durch die Luft, die wir einatmen, durch unsere Nahrung, Wasser und Sonnenlicht nehmen wir *Prana* auf. Doch *Prana* ist weder Luft noch ist es Nahrung, es ist weder Wasser noch Sonnenlicht. Atemluft, Nahrung, Wasser und Sonnenlicht sind lediglich die Energieträger, durch die *Prana* in unser Körpersystem gelangt. Dort fließt es, den alten Yoga-Schriften zufolge, in einem Netz von 72.000 *Nadis* (fein-stofflichen Energiekanälen). Wenn *Prana* in den *Nadis* nicht ungehindert fließen kann, kommt es zu Energieblockaden, aus denen früher oder später Krankheiten entstehen.

Der wichtigste dieser feinstofflichen Kanäle ist *Sushumna Nadi*, der im physi-schen Körper dem Rückenmark entspricht. Zu beiden Seiten von *Sushumna Nadi* schlängeln sich spiralförmig in entgegen-gesetzter Richtung zwei weitere *Nadis* von unten nach oben: *Ida* (die kühlende Mondenergie) und *Pingala* (die wärmende Sonnenenergie). Wo sich diese drei *Nadis* kreuzen, liegen die *Chakren* (Energie-zentren unseres feinstofflichen Körpers).

Unsere Nahrung sollten wir bewusst auswählen, denn sie sollte unserem Körper so viel *Prana* wie möglich spenden. Eine gute Energie erzeugen Nahrungsmittel, die frisch geerntet und frisch zubereitet sind. Fertiggerichte, aufgewärmtes Essen, übermäßiges Essen, Alkohol-, Zigaretten- und Drogenkonsum dagegen entziehen unserem Körper *Prana*, was auch unseren Verstand trübt und uns körperlich träge fühlen lässt.

Atemübungen *(Pranayama)* führen un-serem Körper *Prana* in besonders hohem Maße zu. Die *Asanas* tragen dazu bei, dass die Energie in unserem Körper gut fließt. Wenn ein Mensch ausreichend mit *Prana* versorgt ist, wenn er „viel Energie hat", ist er gesund und stark, seine Au-gen strahlen und der Alltag und die He-rausforderungen des Lebens werden mit Freude angegangen und schnell erledigt.

Die Chakren

Chakren sind Energiezentren, die sich im feinstofflichen, im Astralkörper, befinden. Jedes der 7 Hauptchakren stimuliert und kontrolliert einen bestimmten Bereich des grobstofflichen Körpers.

KRONENZENTRUM – 7. CHAKRA
Sahasrara-Chakra
Lage: am höchsten Punkt des Kopfes in der Mitte
Farbe: Weiß, Gold
Thema/Zuordnung: universelles Bewusstsein, höchste Erkenntnis

STIRNZENTRUM, DRITTES AUGE – 6. CHAKRA
Ajna-Chakra
Lage: In der Mitte der Stirn zwischen den Augenbrauen
Farbe: Violett
Thema/Zuordnung: Intuition, Erkenntnis, Willenskraft

KEHLZENTRUM – 5. CHAKRA
Vishuddha-Chakra
Lage: Etwa in Kehlkopfhöhe
Farbe: Hellblau
Thema/Zuordnung: Kommunikation, Inspiration, Offenheit

HERZZENTRUM – 4. CHAKRA
Anahata-Chakra
Lage: In der Mitte der Brust auf Herzhöhe
Farbe: Hellgrün
Thema/Zuordnung: Mitgefühl, Herzenswärme, Heilung

SOLARPLEXUSZENTRUM – 3. CHAKRA
Manipura-Chakra
Lage: Etwa zweifingerbreit oberhalb des Nabels
Farbe: Gelb
Thema/Zuordnung: Persönlichkeit, Weisheit, Verarbeitung (Erlebnisse, Gefühle)

SAKRALZENTRUM – 2. CHAKRA
Svadhisthana-Chakra
Lage: An der Schamhaargrenze
Farbe: Orange
Thema/Zuordnung: Kreativität, Begeisterungsfähigkeit, Erotik

WURZELZENTRUM – 1. CHAKRA
Muladhara-Chakra
Lage: Zwischen Anus und Genitalien
Farbe: Rot
Thema/Zuordnung: Urvertrauen, Stabilität, Durchsetzungsfähigkeit

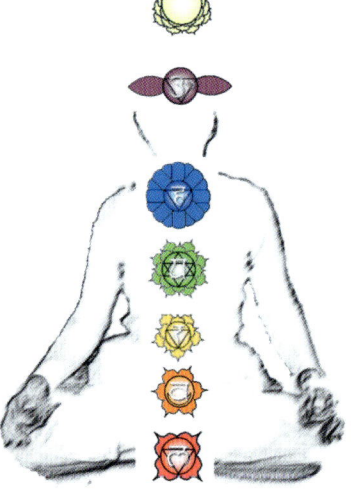

Ein Kind entsteht

Geburtshilfemediziner zählen den Monat der letzten Regelblutung mit, weshalb eine Schwangerschaft aus ihrer Sicht zehn Monate dauert. Das führt oft zu Verwirrung, weil wir traditionell erst ab Ausbleiben der Regelblutung rechnen, sodass eine Schwangerschaft dann nur neun Monate dauert. So wird es auch im Folgenden beschrieben:

1. MONAT

Ob ihr heranwachsendes Baby ein Mädchen oder ein Junge wird, seine Haarfarbe, seine Augenfarbe und all die anderen Erbanlagen stehen mit der Befruchtung fest. In der ersten Woche teilt sich die befruchtete Eizelle mehrere Male – auf dem Weg zur Gebärmutter und nistet sich dann in der Gebärmutterschleimhaut ein. Nun beginnen die Zellen, sich zu differenzieren, das heißt, aus einigen Zellen wachsen Embryo und Plazenta heran, aus anderen entwickeln sich Fruchtblase und Fruchtwasser, die den Embryo umhüllen und vor Stößen, Druck und Temperaturschwankungen schützen.

2. MONAT

In diesem Monat entwickelt sich der Embryo so weit, dass er schon ein wohlproportioniertes kleines Baby ist, obwohl er nur etwa ein Gramm wiegt und zwei Zentimeter groß ist. Alle inneren Organe sind angelegt, er hat ein Gesicht mit Augen, Ohren, Lippen und Zunge. Im Kiefer bilden sich sogar schon Milchzahnknospen. Der Körper ist mit Muskeln ausgestattet und von einer zarten Haut überzogen. Das kleine Wesen hat bereits Arme mit Händen und Fingern und an den Beinen kann man bereits Knie, Knöchel und Zehen erkennen. Das Gehirn sendet schon Impulse aus, um die Funktion der Organe zu koordinieren. Mit Erreichen dieser Entwicklungsphase hat der Embryo gute Voraussetzungen, sich weiterzuentwickeln.

3. MONAT

Ab dem 3. Monat wird der Embryo „Fötus" genannt. Der Fötus ist nun schon sehr lebhaft. Er stößt mit den Beinen, kann eine Faust machen, den Kopf drehen und die Stirn runzeln, den Mund öffnen und die Lippen fest zusammenpressen. Die Mutter spürt ihr Baby noch nicht, da seine kleinen Muskeln noch zu schwach sind. Der Fötus ist noch so klein, dass die Gebärmutter kaum vergrößert ist.

4. MONAT

Der Fötus wächst jetzt so kräftig, dass er mit zwanzig bis dreißig Zentimetern bereits die Hälfte der Geburtslänge erreicht. Die Bewegungen sind nun nicht mehr so marionettenhaft, sondern anmutig und gleichmäßig wie bei einem Neugeborenen und außerdem so kräftig, dass die Mutter sie jetzt wahrnehmen kann.

5. MONAT

Nun beginnt das Wachstum von Kopfhaaren und Augenbrauen und ein erster Wimpernsaum wird sichtbar. Das Skelett verhärtet sich weiter, auf den Nagelbetten entstehen Fuß- und Fingernägel. Die Muskulatur ist nun so kräftig, dass die werdende Mutter die Bewegungen des kleinen Wesens als deutliches Stoßen und Drehen spürt. Auf der Haut, insbesondere auf Armen, Beinen und auf dem Rücken, bildet sich ein feiner, wolliger Flaum, der „Lanugo" genannt wird.

6. MONAT

Der Fötus setzt etwas Fett unter der Haut an und erreicht ein Gewicht von etwa achthundert Gramm. Die Augenlider werden beweglich und das kleine Wesen kann nun schon seine Augen öffnen und schließen. Auf der Haut bildet sich eine dicke weißliche Creme, die „Vernix", die die Haut im Fruchtwasser schützt.

7. MONAT

Der Fötus nimmt noch einmal rund fünfhundert Gramm zu. Er lernt zu saugen und kann jetzt schon an seinem Daumen lutschen. (Manche Babys werden sogar mit einer Saugstelle am Daumen geboren.) Am Ende des 7. Monats sind die

Föten, medizinisch gesprochen, „lebensfähig", das heißt, alle Organe sind ausreichend entwickelt, um ein Leben außerhalb der Gebärmutter zu ermöglichen.

8. MONAT

Der Fötus nimmt noch einmal mindestens ein Kilogramm zu, und zwar hauptsächlich in Form von Fettpolstern, die nach der Geburt vor Wärmeverlust und Auskühlen schützen.

9. MONAT

Für freie Bewegungen ist in der Gebärmutter jetzt kaum noch Platz. Wenn sich der Fötus bewegt, sind seine Stöße so kräftig, dass sie sich außen am Bauch der Mutter abzeichnen. Gewöhnlich hat er jetzt seine Geburtslage eingenommen und liegt mit dem Köpfchen nach unten zum Geburtskanal hin: Er ist bereit für den Tag seiner Geburt.

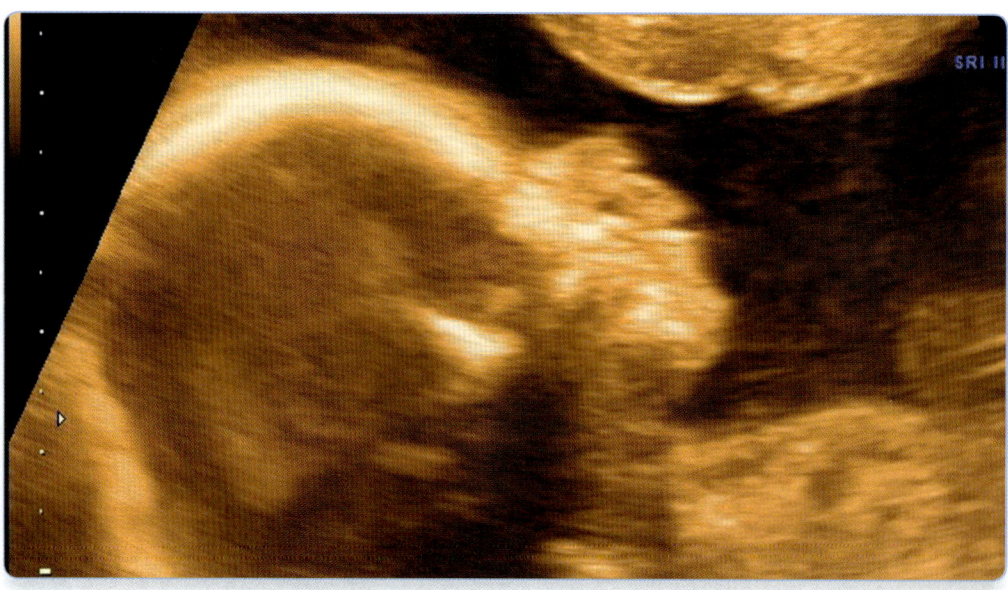

Kopf und Profil des Fötus sind auf diesem Ultraschallbild gut zu erkennen.

Körperliche Veränderungen in der Schwangerschaft

Schwangerschaft bedeutet für den Körper der Frau, dass er sich auf das heranwachsende Leben einstellen und sich umstellen muss. Alle körperlichen Veränderungen stellen ein äußerst komplexes Geschehen dar. Es handelt sich nicht um einzelne, voneinander unabhängige Veränderungen der Funktionsweise der Organe.

Nach der Befruchtung entwickelt sich Ihr Körper zu einem wahren Wunderwerk. Er stellt sich vollkommen darauf ein, dass in ihm ein neuer Mensch entsteht. Er bereitet sich darauf vor, dass Sie Ihr Kind austragen und nähren können, indem er entsprechende Hormone ausschüttet. Die wichtigsten Hormone sind Progesteron und Östrogen, die in Ihrem Ovar (Eierstock) gebildet werden, bis sich der Embryo in der Gebärmutterschleimhaut eingenistet hat. Danach übernimmt die Plazenta (der Mutterkuchen) die Funktion.

In den ersten Monaten der Schwangerschaft werden die Hormone hCG (humanes Choriongonadotropin), das den Gelbkörper stimuliert und so in seiner schwangerschaftserhaltenden Funktion unterstützt, und HPL (humanes Plazentalaktogen) gebildet, das den Nährstoffwechsel anregt und für ausreichende Versorgung des Fötus und damit für sein Wachstum sorgt. Die von der Plazenta ausgeschiedenen Östrogene bewirken eine Zunahme der mütterlichen Myometriumzellen (Gebärmuttermuskulatur). Progesteron hemmt die Aktivität der Uterusmuskulatur und verhindert eine vorzeitige Wehentätigkeit. Die Ausreifung der Milchdrüsen und die Vorbereitung der Brust auf die Stillzeit werden ebenfalls durch die Ausschüttung von Östrogen und Progesteron stimuliert.

Nach der Geburt, wenn die Plazenta ausgestoßen wurde, wird das Hormon Prolaktin im Körper freigesetzt, das die Milchbildung anregt. Doch die Milchbildung wird nicht nur hormonell gesteuert, die Stimulierung der Mamille (Brustwarze) durch das an der Brust saugende Baby spielt hierbei ebenfalls eine wichtige Rolle. Es sind die Berührungsreize, die die Milchbildung aufrechterhalten; ohne diese Reize geht die Milchbildung zurück und hört am Ende ganz auf.

Das körpereigene Hormon Oxytocin wird in der Hirnanhangsdrüse (Hypothalamus) gebildet und gespeichert, von wo aus es zur Gebärmutter transportiert wird. Dort löst es nach dem Abschluss der physiologischen Reifung des Kindes die Geburtswehen aus. Nach der Geburt bewirkt Oxytocin, dass sich die Muskulatur in den Milchdrüsen zusammenzieht, wodurch sich die Brust entleert (Milchspendereflex). Gleichzeitig unterstützt dieses Hormon auch die Rückbildung der Gebärmutter.

In der Schwangerschaft können drei große Zeitabschnitte unterschieden werden:

1. BIS 15. SCHWANGERSCHAFTSWOCHE

Das erste Schwangerschaftsdrittel ist die Zeit der Anpassung. Jetzt finden besonders große Umstellungen statt: Die werdende Mutter kann unter Übelkeit und Müdigkeit leiden.

16. BIS 28. SCHWANGERSCHAFTSWOCHE

Das zweite Schwangerschaftsdrittel ist die Zeit des Wohlbefindens, denn in diesem Zeitraum treten meistens keine Beschwerden auf, die Anpassung ist gelungen!

29. BIS 40. SCHWANGERSCHAFTSWOCHE

Das dritte Schwangerschaftsdrittel ist die Zeit der Belastung, was bedeutet, dass die Beschwerden infolge des kindlichen Wachstums zunehmen und eventuell zu Leistungsbeeinträchtigung oder zur Organfunktionsstörung bei der Mutter führen können.

Im Folgenden möchten wir näher auf die einzelnen physiologisch und hormonell bedingten Veränderungen, die in der Schwangerschaft in Ihrem Körper vor sich gehen, eingehen:

1. Blutvolumen und -zusammensetzung

Herz und Kreislauf müssen die Gebärmutter *(Uterus)* verstärkt mit Blut versorgen, denn ihre Durchblutung steigert sich von 50 Milliliter auf 500 bis 750 Milliliter pro Minute, dadurch nimmt die zirkulierende Blutmenge im mütterlichen Organismus um 30 bis 40 Prozent zu, was 1,5 bis 2 Litern entspricht; wobei das maximale Blutvolumen in der 32. bis 36. Schwangerschaftswoche erreicht wird.

Der Wassergehalt im Blut erhöht sich *(Hydrämie)*, wodurch sich die Zusammensetzung des Blutes verändert. Das Plasmavolumen (flüssige Bestandteile des Blutes) nimmt um 30 bis 40 Prozent zu, die Erythrozytenmenge (rote Blutkörperchen) jedoch nur um 20 Prozent. Dies führt zu einer Verminderung der Hämoglobinkonzentration (Hämoglobin ist Bestandteil der roten Blutkörperchen, die den Sauerstoff binden), zu einer sogenannten physiologischen Schwangerschaftsanämie, was für die Schwangere bedeutet, dass die Sauerstoffsättigung im Blut herabgesetzt ist, sie dadurch schneller ermüden kann und kurzatmiger wird, um ihren Sauerstoffbedarf auszugleichen. Diese Symptome können aber auch durch Stress bedingt sein, der zu einer Anspannung der Atemmuskulatur führt.

2. Herz, Kreislauf und Blutgefäße

Auf die Steigerung des Blutvolumens reagieren Herz und Kreislauf, indem sie die Herzfrequenz steigern und die Herzwand vergrößern, sodass mit jedem Herzschlag eine größere Menge Blut in den Körper gepumpt wird.

Progesteron setzt den Widerstand der peripheren Gefäße herab, wodurch der Blutdruck sinkt. Der Venendruck in der unteren Körperhälfte steigt durch die Zunahme des Blutvolumens und die Kompression der unteren Hohlvene, die durch die Gewichtszunahme des Kindes verursacht wird. Das Kind wächst, drückt dabei das Zwerchfell nach oben und verändert somit auch die Lage des Herzens.

3. Nieren und Harnwege

Nieren und Harnwege verändern ihre Lage durch das Wachstum des Kindes. Das durch die Nieren fließende Blutvolumen nimmt um 30 bis 40 Prozent zu. Durch die Weitstellung von Harnröhre, Harnleiter und Nierenbecken (Auflockerung des Gewebes durch Progesteron) steigt das Risiko für Harnwegsinfekte. (Ziehen Sie sich also warm an.)

Die Gebärmutter drückt mit zunehmender Größe auf die Blase, was, gemeinsam mit der Gewebsauflockerung, zu häufigem Wasserlassen führt.

4. Flüssigkeitshaushalt

In der Schwangerschaft kommt es durch die vermehrte Natrium-Rückresorption durch Aldosteron – ein Hormon der Nebennierenrinde – und ADH (antidiuretisches Hormon des Hypophysenhinterlappens) zu verstärkten Wassereinlagerungen (Ödemen), besonders im extrazellulären Raum (rundes Gesicht, Hände, Beine und Füße). An der Gewichtszunahme in der Schwangerschaft hat das Wasser einen Anteil von 50 Prozent. Elektrolyte (Kalium, Natrium) werden im Körper zurückgehalten, wodurch mehr Wasser aufgenommen und eine verstärkte Zunahme des Blutvolumens ermöglicht wird.

5. Lunge und Atemwege

Schwangere Frauen erfahren eine Einschränkung der Atemkapazität, die durch das Wachstum der Gebärmutter und den damit verbundenen Zwerchfellhochstand ausgelöst wird.

6. Magen-Darm-Trakt

Progesteron lässt den Tonus der glatten Muskulatur bei allen Hohlorganen sinken; hiervon sind auch Speiseröhre, Magen und Darm betroffen. Das kann zu Sodbrennen führen, da Speisebrei und Magensaft bei ungenügendem Verschluss zwischen Magen und Speiseröhre in die Speiseröhre gelangen können, außerdem können Blähungen und Verstopfung (Obstipation) durch Trägheit des Darmes auftreten.

7. Leber

Die Leber als zentrales Stoffwechselorgan wird durch die Schwangerschaft (kindlicher Stoffwechsel) in ihrer Funktion nicht belastet.

8. Hautveränderungen

Verstärkte Pigmentierung besonders im Bereich der *Linea alba* (Linie auf dem Bauch), der Brustwarzen, des Nabels, alter Narben und der Genitalien. Zu Hauterscheinungen zählt man auch das schmetterlingsförmige *Chloasma uterinum*, eine flächige Pigmentierung an Stirn, Wangen oder Nasenrücken und Schwangerschaftsstreifen.

9. Brust

Die Brust vergrößert sich durch Flüssigkeitseinlagerung, verstärkte Durchblutung und Ausreifung der Milchdrüsen. Durch das Gewicht der Brust können Verspannungen im Schulter-Nacken-Bereich auftreten.

10. Stützapparat – Muskulatur, Sehnen und Bänder

Das Hormon Progesteron lockert die Muskulatur im Körper – es macht sie weicher und elastischer:

1. die Gebärmutter, die ein Hohlmuskel ist: Während der Schwangerschaft vermehren und dehnen sich die Muskelzellen, um sich dem Wachstum des Kindes anzupassen.

2. den Beckenboden, der ein aus Muskel- und Bindegewebe bestehender schalenförmiger Abschluss des knöchernen Beckens ist. Er ist etwa handtellergroß und handtellerdick und erstreckt sich in dem Bereich vom Schambein bis zum Steißbein und zwischen den beiden Sitzbeinhöckern. Er trägt die Beckenorgane

(Blase, Gebärmutter und Enddarm): Als Vorbereitung auf die Geburt lockert sich die Muskulatur und wird weicher;

3. die Bauchmuskeln, die ein wichtiger Teil des Stützapparates darstellen: Während der Schwangerschaft wird die Bauchdecke weicher, um der Gebärmutter Raum zu geben. Durch den Wegfall der stabilen Bauchstütze kann es leicht zum Hohlkreuz kommen;

4. Sehnen und Bänder, die die Organe an ihrem Platz halten, entspannen sich.

11. Gewichtszunahme: 12 bis 18 Kilogramm,

hier von entfallen auf

• das Kind: 3 bis 4 Kilogramm;

• das Fruchtwasser: 800 Milliliter bis 1 Liter;

• die Plazenta: etwa 500 bis 700 Gramm;

• die Gebärmutter: bis 1,5 Kilogramm, aufgrund ihrer Vergrößerung und der Vermehrung ihrer Muskelzellen, sowie

• weitere 4 bis 5 Kilogramm durch Wassereinlagerungen, die das Gewebe weicher und dehnbarer machen, und

• ein größeres Blutvolumen, sowie

• 3,5 bis 6 Kilogramm durch zusätzliches Fettgewebe als Energiespeicher.

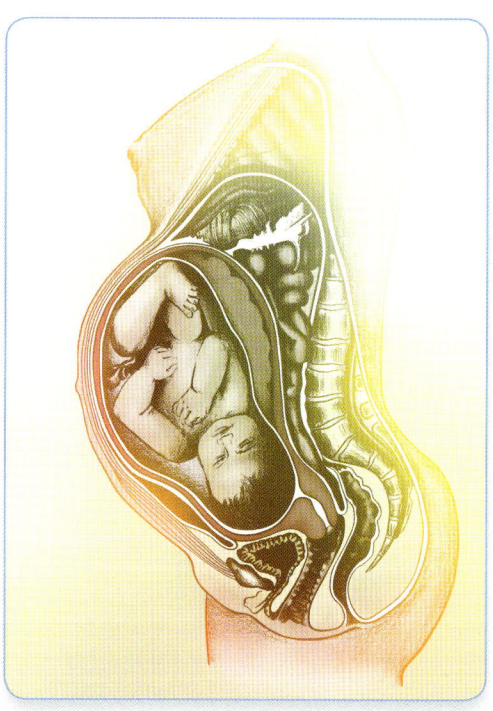

Das Baby nimmt immer mehr Platz im Bauch der Mutter ein.

Yoga in der Schwangerschaft

Mit *Asanas* entspannen

Natürlich kann eine Schwangerschaft auch ein wenig Stress mit sich bringen: so viele neue Gefühle und neue Erfahrungen und vielleicht auch ein wenig Unsicherheit in Hinblick auf das, was da auf einen zukommt. Man fragt sich: „Werde ich allem gerecht werden können? Schaffe ich das alles?" Da gibt es die Partnerschaft und vielleicht ist auch schon ein Kind da, das versorgt werden muss; es gibt den Arbeitsplatz und vieles mehr. Man macht sich Gedanken, ob es dem heranwachsenden Kind gut geht, man horcht in sich hinein. Am Ende der Schwangerschaft kommt die Ungewissheit, wie wohl die bevorstehende Geburt sein wird.

Eine gute Vorsorge, was das eigene körperliche, das geistige und das emotionale Gleichgewicht anbelangt, bieten sanfte Yoga-Übungen. Es gibt Frauen, die sagen: „Ich habe so viel Stress. Ich glaube nicht, dass irgendetwas auf der Welt etwas daran ändern könnte." Und dann passiert oft Folgendes: Schon nach ihrer ersten Yoga-Stunde stellen sie fest, dass es ihnen viel besser geht. Und das ist kein Wunder: Yoga-Übungen stimulieren die Entspannung. Yoga-*Asanas* wirken zunächst auf der körperlichen Ebene: Muskeln und Gelenke dehnen sich und werden geschmeidig gemacht, der Stoffwechsel wird angeregt und die inneren Organe erhalten eine angenehme Massage, erst dann setzt sich die Wirkung im endokrinen System und im Nervensystem fort.

In unserem Körper arbeiten zwei autonome Systeme – das parasympathische und das sympathische Nervensystem, kurz: der Parasympathikus und der Sympathikus – zusammen, wobei Letzteres bei Stress völlig überlastet wird. Der Sympathikus ist der Teil des Nervensystems, der den Körper sozusagen in Schwung bringt; in der

ALLGEMEINES:

• Lassen Sie sich von Ihrem Arzt bestätigen, dass Sie Yoga praktizieren dürfen.

• Vor der 12. Schwangerschaftswoche kann es ohne äußeren Einfluss zu einer Fehlgeburt kommen. Gründe können chromosomale Anomalien, genetische Ursachen bei den Eltern oder Anomalien der Gebärmutter sein.

• Vorsicht bei Zwillings-Schwangerschaften (eineiig/zweieiig) – lassen Sie sich ärztlich bescheinigen, dass Sie am Yoga-Unterricht teilnehmen dürfen.

• Um einer Unterzuckerung vorzubeugen (erhöhter Kalorienverbrauch), essen Sie bitte 1 bis 2 Stunden vor der Yoga-Stunde etwas Leichtes.

• Achten Sie darauf, dass der Übungsraum gut gelüftet ist.

Stressforschung wird er beschrieben als derjenige, der für die Kampf-oder-Flucht-Reaktion zuständig ist. Es ist also etwas in uns, das uns wappnet für Situationen, in denen wir wirklich in Not sind und entweder ganz schnell weglaufen oder uns physisch zur Wehr setzen müssen. Wir können also schnell reagieren, ohne lange darüber nachdenken zu müssen – das macht der Körper ganz von selbst:

Er zieht viel Blut aus den Verdauungsorganen ab und lässt es in die Skelettmuskeln hineinfließen, in die Arme, besonders auch in die Beine und in die Rückenmuskeln, damit wir schnell laufen können und bei Verletzungen einen gewissen Schutz vor dem Verbluten erhalten. Der andere Teil des Nervensystems, der Parasympathikus, funktioniert quasi als Antagonist dazu. Hier kommen Nerven zum Einsatz, die den gleichen Organen den Impuls zum Entspannen geben: Das Herz schlägt also wieder langsamer, die Lungenatmung wird ruhiger und tiefer, die Leber hört auf, Zuckerreserven an das Blut abzugeben, und das Blut fließt wieder zurück in das Verdauungssystem und sorgt dafür, dass die Verdauung wieder in Gang kommt. Yoga hilft auch, Langzeitstress abzubauen, und verhindert seine Nebenwirkungen, indem es den Parasympathikus aktiviert und so entspannende Wirkungen erzielt.

Die klassische Yoga-Übungsfolge, die aus 2 Atemtechniken, dem Sonnengruß und 12 *Asanas* besteht, ist so aufgebaut, dass die Übungen wie ein Stressbewältigungsprogramm wirken. Üben wir den Sonnengruß, so setzen wir im Körper ein Signal, dass er seine angestaute Energie jetzt nach außen bringen kann. Danach geht es hauptsächlich mit Dehnübungen weiter: der Schulterstand, der Pflug, der

ATMUNG:

• Führen Sie die Atem- und Körperübungen in Ihrem eigenen Tempo aus. Jede Schwangere hat ihren eigenen Atemrhythmus, der von Schwangerschaftswoche und Größe des Bauches abhängt.

• Bewusstes Atmen und Entspannen werden durch die tiefe Bauchatmung mit Betonung auf die Ausatmung geübt.

• Die Übungen dürfen die Atmung nicht behindern oder unterbrechen.

• Halten Sie in der Schwangerschaft bei den Atemübungen (so wie es klassisch praktiziert wird) n i c h t den Atem an. Beim Anhalten des Atems kann die Sauerstoffreserve in der Plazenta angegriffen werden.

Fisch, die Vorwärtsbeuge. Während der ganzen Yoga-Praxis wird systematisch mit dem Körper gearbeitet, der Parasympathikus wird aktiviert. Durch die Dehnübungen fließt das Blut wieder aus den Muskeln in die Bauchorgane hinein. Man kann bei sich selbst und bei anderen feststellen, dass nach einer langen Entspannung nach der *Asana* „der Fisch" Verdauungsgeräusche zu hören sind. Die parasympathische Funktion ist jetzt stark genug, um die Aktivität des sympathischen Systems auszugleichen. Die Endentspannung ist dann wie eine Schlacht zwischen Parasympathikus und Sympathikus.

Das parasympathische Nervensystem hat gewonnen und Entspannung fließt durch den ganzen Körper. Es ist kein Widerstand mehr da. Der Stress ist überwunden. Es ist erstaunlich, wie schnell man mit Yoga-Übungen Stress abbauen kann.

Die Drüsen stimulieren

Die Bedeutung des endokrinen Systems (der Drüsen und der Hormone) für die Gesundheit von Mutter und Kind in der Schwangerschaft kann nicht genug betont werden. Hier können Yoga-Übungen ebenfalls unterstützend wirken, da sie helfen, das notwendige hormonelle Gleichgewicht herzustellen und zu erhalten. Umkehrpositionen wie der Kopfstand und der Schulterstand führen zu einer erhöhten Blutzufuhr im Kopf, was die Hypophyse, die sogenannte Meisterdrüse, anregt, die die unwillkürlichen Prozesse im Körper steuert.

Im Schulterstand wird außerdem zusätzlich die Schilddrüse stimuliert, Wachstums- und Stoffwechselhormone werden ausgeschüttet. Die Thymusdrüse im Brustkorb reguliert das Immunsystem.

„Der Fisch" unterstützt Funktionen der Zirbeldrüse, die Melatonin zur Kontrolle des Schlaf-wach-Rhythmus produziert. Die Sekretion der Bauchspeicheldrüse wird angeregt durch die Vorwärtsbeugen, die Rückwärtsbeugen und den Drehsitz. Die Bauchspeicheldrüse ist für die Regulierung des Blutzuckerspiegels zuständig. Die Nebennieren regulieren den Wasserhaushalt und die Fettverteilung. Die hormonell gesteuerten Eierstöcke setzen Sexualhormone frei und unterstützen einen regelmäßigen Monatszyklus. Durch die Hormone der Nebennieren wird der

Elektrolyt- und Wasserhaushalt reguliert und Adrenalin wird ausgeschüttet, wenn es in lebensbedrohlichen Stresssituationen gebraucht wird.

Den Beckenboden aktivieren

Häufig verliert der Beckenboden seinen Tonus (Muskelspannung) durch schlechte Körperhaltung, schweres oder falsches Tragen, Übergewicht, Erhöhung des intraabdominalen Druckes (Niesen, Husten, Pressen) oder bei Verletzungen während der Geburt (Dammriss oder -schnitt, Kaiserschnitt). Erschlafft die Bauchdecke – verbunden mit einer Verminderung des Lungenvolumens – im Alter oder in der Schwangerschaft, so hat das ebenfalls eine starke Belastung des Beckenbodens zur Folge. Hier können Yoga-Übungen zur Aktivierung des Beckenbodens helfen, Wirbelsäulenverkrümmungen zu beseitigen, Blasen- und Gebärmuttersenkungen vorzubeugen sowie Inkontinenz und Hämorrhoiden zu vermeiden. Gezielte Beckenbodenübungen lassen 95 Prozent aller diffusen Rückenschmerzen nachhaltig verschwinden.

Das sollten Sie wissen, bevor Sie mit der Yoga-Praxis beginnen

Bei normal verlaufender Schwangerschaft kann die in Teil II, „Yoga praktizieren", vorgestellte klassische Übungsfolge (siehe Seite 52 ff.) grundsätzlich während der gesamten neun Monate praktiziert werden. Da aber jede Frau anders reagiert und jede Schwangerschaft anders verläuft, ist es unumgänglich, dass Sie immer auf die Signale Ihres Körpers achten: Die Übungen sollten nie erschöpfend, sondern immer stärkend und erfrischend sein. Lassen Sie lieber eine Übung weg und zwingen Sie sich nicht, das

Programm zu Ende zu bringen. Ihre Gesundheit und die des Kindes stehen im Vordergrund.

Auf die ständigen Veränderungen des Körpers während der Schwangerschaft müssen Sie flexibel eingehen. Es empfiehlt sich, täglich Körper- und Atemübungen

DIE YOGA-PRAXIS:

• Das heranwachsende Leben muss beschützt sein. Gehen Sie nicht ehrgeizig oder leistungsorientiert in die Positionen hinein.

• Bei zu starken Bewegungen des Kindes oder zu starker Verhärtung des Bauches (Wehen) oder immer wiederkehrenden Verhärtungen des Bauches gehen Sie in die Entspannungslage, bis die Verhärtungen nachlassen.

• Lösen Sie jede Position auf, wenn sie nicht mehr angenehm für Sie ist.

• Strecken Sie bei den Übungen im Sitzen öfter die Beine aus.

• Achten Sie auf Ihre Grenzen. Strecken oder beugen Sie sich nicht weiter, als es Ihnen guttut.

• Wenn es sich für Sie besser anfühlt, lösen Sie eine Übung zwischendurch auf und gehen mehrmals in sie hinein.

• Vermeiden Sie es, Ihre Bauchmuskulatur anzuspannen oder zu belasten. Führen Sie keine Übungen in Bauchlage aus.

• Kommen Sie über die Seite vom Liegen zum Sitzen oder zum Stehen.

• Nehmen Sie keine Umkehrpositionen (Kopfstand oder Schulterstand) am Ende der Schwangerschaft ein, wenn das Kind bereits mit dem Köpfchen nach unten zum Geburtskanal hin liegt. Diese Stellungen könnten dazu führen, dass das Kind sich dreht.

• Wenn sich das Kind in der Steißlage befindet, kann die Umkehrstellung eine Drehung begünstigen.

• Wenn Ihnen in der Rückenlage leicht schwindelig wird, legen Sie sich in die Seitenlage (Vena-cava-Kompressionssyndrom; siehe auch Seite 161).

• Die Yoga-Übungen für Schwangere sollten Ihr ganz persönliches Wohlgefühl fördern.

Die Übungen können bei guter Gesundheit die gesamte Zeit der Schwangerschaft über praktiziert werden.

zu praktizieren. Bei Beschwerden oder fortgeschrittener Schwangerschaft üben Sie nur so viel, wie es für Sie angenehm ist, wählen Sie aus, was Ihnen guttut: Selbst wenn Sie nur einige wenige *Asanas* oder nur die Atemübungen machen, vielleicht nur das *Mantra* OM singen und die Endentspannung machen, steigert das Ihr Wohlbefinden.

Der Raum, in dem Sie Ihre Yoga-Übungen praktizieren, sollte gut gelüftet, aufgeräumt und ruhig sein. Stellen Sie den Anrufbeantworter an und das Telefon leise. Praktizieren Sie nie mit vollem Magen. Es ist empfehlenswert, 1 bis 2 Stunden vor der Yoga-Stunde keine große Mahlzeit zu sich zu nehmen. Tragen Sie lockere Kleidung aus Baumwolle, die Sie nicht einengt. Legen Sie Ihren Schmuck (Ringe, Halsketten, Ohrringe), die Armbanduhr und die Brille ab. Üben Sie zu einer Zeit, in der Sie ungestört sind.

In Teil II, „Yoga praktizieren", finden Sie unter „Die 12 *Asanas*", und dort unter „Die abgewandelten Grundpositionen für Schwangere – im Überblick" (Seite 74 ff.) die 12 Stellungen in Varianten dargestellt, die für schwangere Frauen gut durchzuführen sind und dennoch die positiven Wirkungen der *Asanas* voll entfalten. Die grafischen Darstellungen zeigen hier die klassische Form der Positionen und auf den Fotos können Sie die für schwangere Frauen abgewandelte Form sehen.

Alle Übungen werden langsam und in Ruhe ausgeführt. Machen Sie sich immer zuerst mit den Übungen vertraut, danach schließen Sie die Augen und konzentrieren sich in der Übung auf Ihre Atmung. Diese hilft Ihnen, Ihre Gedanken zur Ruhe kommen zu lassen, sich von Ihrem Alltag zu lösen. Ihr Atem fließt grundsätzlich durch die Nase in Ihren Körper hinein und bis in den Bauch hinunter. Bereits nach den Atemübungen (siehe Seite 52 ff.) befinden Sie sich in einem Zustand geistiger Zentrierung und emotionaler Ausgeglichenheit.

Bei einer normal verlaufenden Schwangerschaft und wenn Sie gesund sind,

---

UM YOGA ZU ÜBEN, BRAUCHEN SIE:

- einen ruhigen, gut gelüfteten Raum;

- eine weiche Unterlage (Yoga-Matte, Teppich);

- eine Wolldecke;

- ein oder mehrere Sitzkissen;

- lockere Kleidung, möglichst aus Baumwolle, und

- warme Socken.

können Sie alle abgewandelten Grundpositionen die gesamte Schwangerschaft
hindurch praktizieren. Diese Übungen
können auch wahlweise unter Einhaltung
der klassischen Reihenfolge gegen ihre
jeweiligen Varianten ausgetauscht werden.
Es gibt allerdings auch Varianten der
Asanas, die Sie nur mit langjähriger
Yoga-Erfahrung und auch dann nur bis
zum 6. Schwangerschaftsmonat üben
sollten, diese finden Sie unter Varianten:
Für geübte Frauen in der frühen Schwangerschaft.

Die klassische Übungsreihe ist eine sinn-
volle Kombination aus Umkehrstellungen,
Ausgleichspositionen, Vorwärtsbeugen,
Rückwärtsbeugen, Drehbewegungen,
Gleichgewichtspositionen und Übungen
im Stand. Nach jeder Position folgt eine
ausgleichende Bewegung und/oder eine
Zwischenentspannung. Der ständige
Wechsel von Anspannen und Entspannen
baut auf wundervolle Weise immer wieder
aufgestauten Stress auf körperlicher und
geistiger Ebene ab.

Damit Sie Abwechslung haben beim
Üben, finden Sie in Teil III, „Übungsfolgen
für Schwangere", eine weitere „Übungsfolge für die gesamte Schwangerschaft"

(Seite 133 ff.), so können Sie die diese
und die klassische Übungsfolge abwech-
selnd praktizieren. Und falls Ihnen Ihr Alltag einmal keine Zeit lässt für 80-minütige
Übungssequenzen, bieten wir Ihnen in
Teil III auch zwei kurze Übungsreihen
(Seite 141 ff.) an, die jeweils nur eine
halbe Stunde dauern. Außerdem finden
Sie dort eine „Sanfte Übungsfolge für die
späte Schwangerschaft" (Seite 137 ff.).

WANN SOLL ICH YOGA ÜBEN?

Die besten Zeiten, um Yoga zu üben,
sind der Morgen oder der Abend.
Wenn Ihre Gesundheit und Ihre Zeit
es Ihnen erlauben, ist der Morgen die
perfekte Zeit für die Yoga-Praxis – so
können Sie den Tag kraftvoll und
gesammelt beginnen. Wenn Sie lieber
am Abend üben, sind die *Asanas*
eine gute Vorbereitung auf einen
erholsamen Schlaf.

Yoga-Übungen regen Menschen an,
die sich müde und abgespannt fühlen,
und entspannen Menschen, die sich
gestresst und angespannt fühlen.

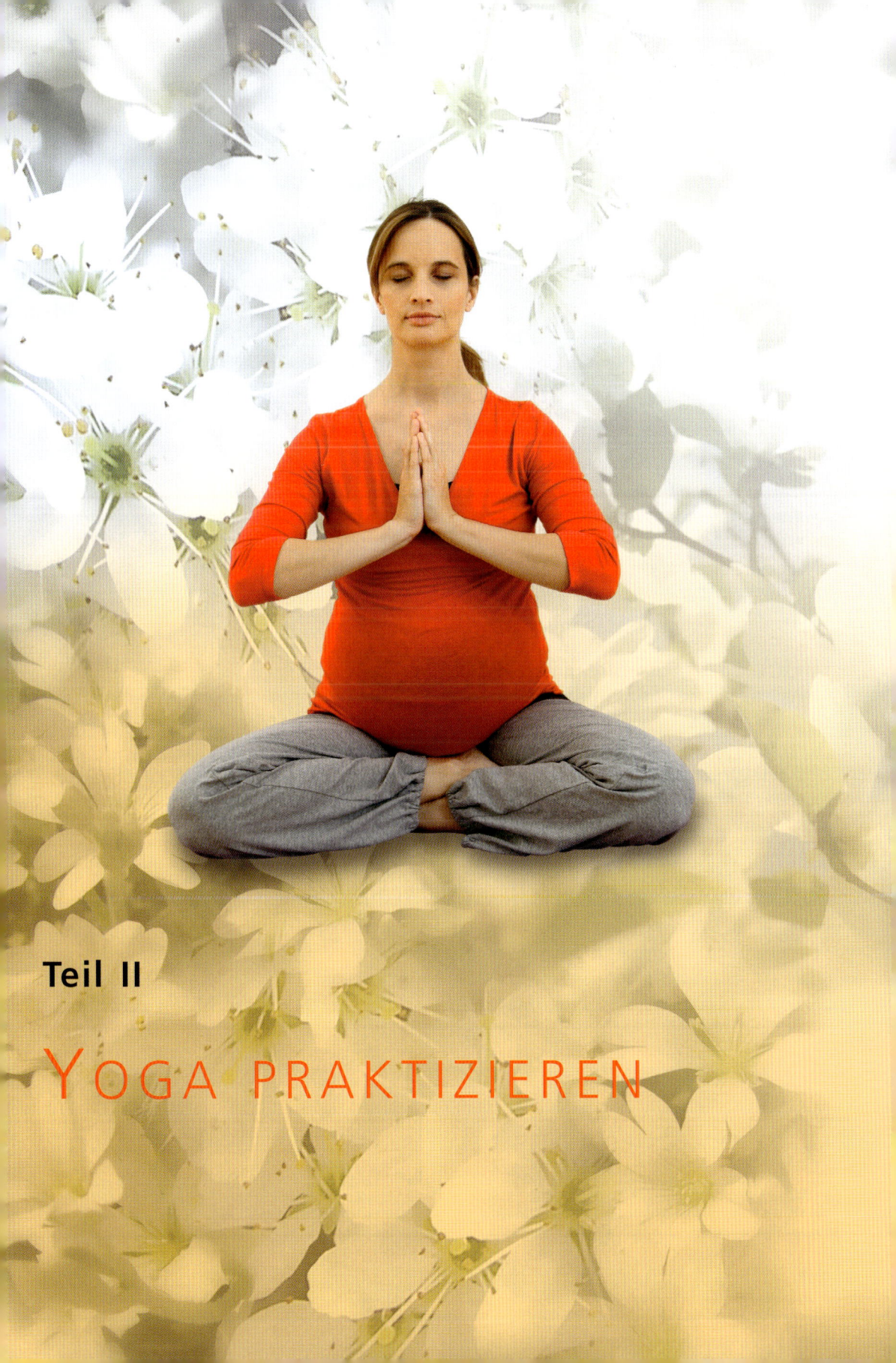

Teil II

YOGA PRAKTIZIEREN

Die Anfangsentspannung – *Savasana*

Die Zeit, in der Sie Yoga praktizieren, sollte Ihre ganz persönliche Zeit sein. Eine Zeit, die Sie ganz für sich selbst reserviert haben, um in Ihrer eigenen Geborgenheit anzukommen.

Legen Sie sich in die Entspannungslage auf eine weiche Unterlage, auf Ihre Yoga-Matte oder einen Teppich. Wenn es gut-tut, strecken Sie die Beine aus. Die Füße liegen etwa hüftbreit auseinander und die Zehen fallen nach außen. Wenn es für Sie angenehmer ist, die Beine anzuwinkeln und die Füße aufzustellen, dann entspan-nen Sie sich in dieser Position.

Für Hochschwangere empfiehlt es sich, die Entspannung in der Seitenlage zu wählen, da das Gewicht des Kindes auf die *Vena cava inferior* (Hohlvene zwischen Lendenwirbelsäule und Gebärmutter) drückt, was zu einem Schwindelgefühl führen kann.

Schließen Sie die Augen. Die Hände können auf Ihrem Bauch ruhen oder mit etwas Abstand neben dem Körper liegen, wobei die Handflächen nach oben zeigen.

Lassen Sie Ihre Gedanken kommen und gehen und folgen Sie dem natürlichen Atemrhythmus. Spüren Sie, wie sich Ihr Bauch mit dem Ein- und Ausatmen hebt und senkt. … Atmen Sie nun tief ein und machen Sie sich einmal ganz lang, ziehen Sie dabei die Zehen an, sodass sie in Richtung Kopf zeigen. Die Arme strecken Sie weit über den Kopf.

Rollen Sie sich dann auf eine Seite und kommen Sie über die Seite zum Sitzen. Setzen Sie sich auf eine zusammengerollte Decke oder ein Meditationskissen. Kreuzen Sie Ihre Beine im Schneidersitz oder sitzen Sie im halben Lotossitz oder im Fersensitz. Schließen Sie die Augen und bleiben Sie mit Ihrer Aufmerksamkeit noch einen Augenblick bei Ihrem Atem.

> **HINWEIS:**
> Bevor Sie Yoga üben, lesen Sie bitte „Das sollten Sie wissen, bevor Sie mit der Yoga-Praxis beginnen", Seite 29 ff.

Entspannungslagen

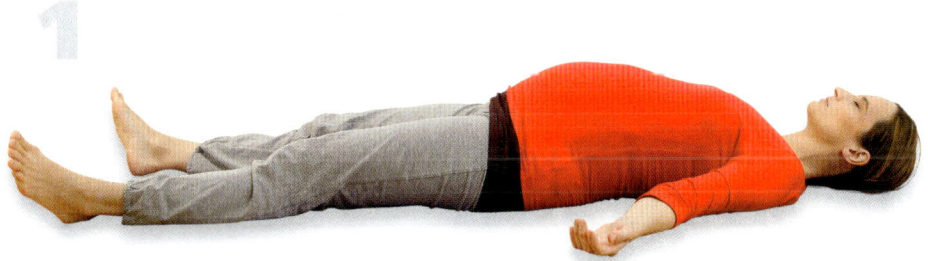

Klassische Entspannungslage auf dem Rücken

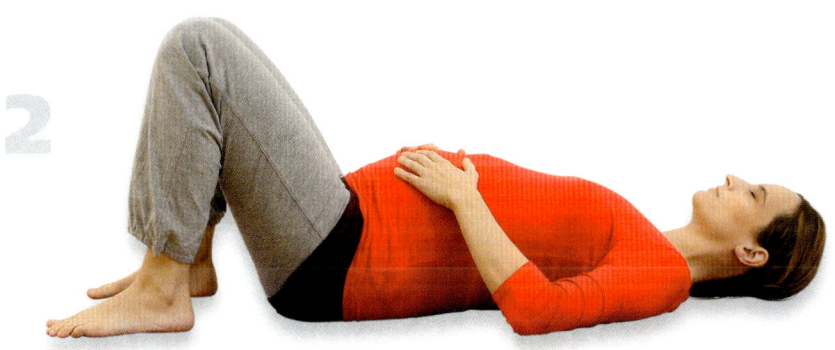

Entspannungslage mit angewinkelten Beinen

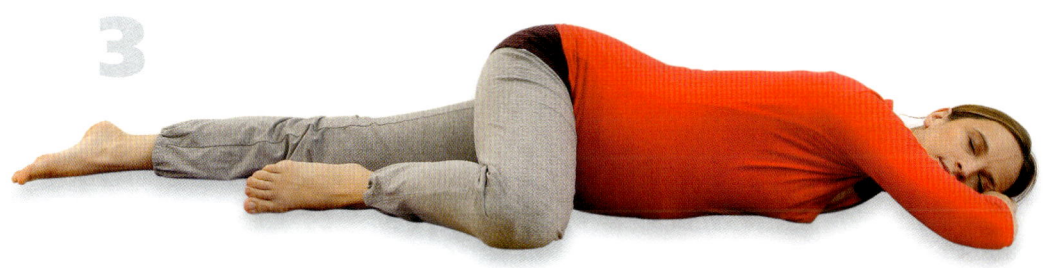

Entspannungslage auf der Seite

Sitz-, Entspannungs- und Entlastungspositionen

Die Sitzhaltung

Sie sollten auf jeden Fall bequem sitzen, egal für welche Position Sie sich entscheiden. Wenn sich die Sitzposition nicht mehr gut für Sie anfühlt, wechseln Sie in eine andere oder setzen Sie sich auf einen Stuhl.

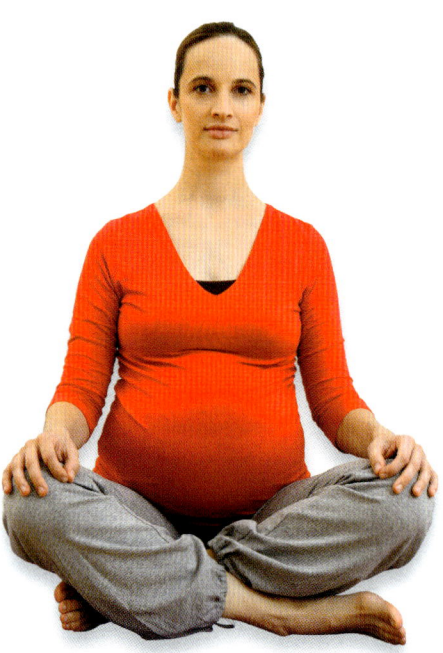

Der Schneidersitz

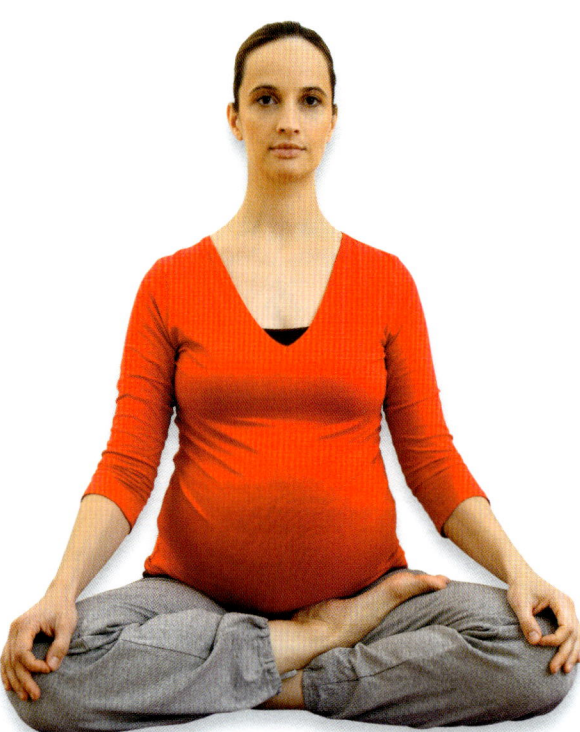

Der halbe Lotossitz

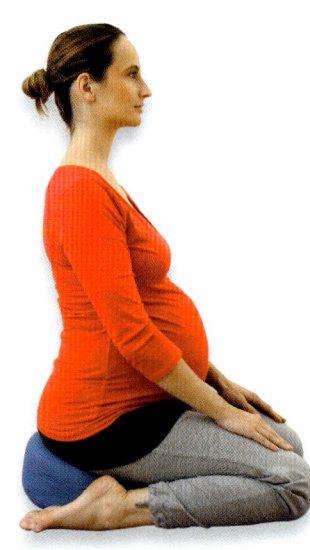

Der Fersensitz

Wenn es für Sie bequemer ist, legen Sie sich ein Kissen zwischen Fersen und Gesäß.

Die Stellung des Kindes

Diese Stellung ist die Entspannungsposition, die häufig nach den verschiedenen Yoga-Übungen eingenommen wird. Hier stehen Ihnen drei verschiedene Möglichkeiten zur Auswahl.

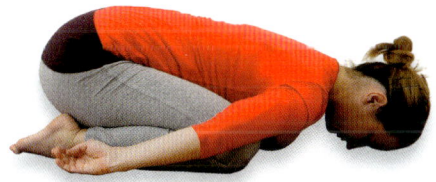

Die Stellung des Kindes mit geöffneten Knien

Öffnen Sie die Knie so weit, dass der Bauch genügend Platz hat. Legen Sie die Hände Richtung Füße ab.

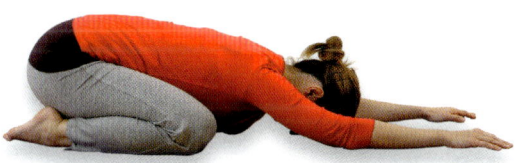

Die Stellung des Kindes mit ausgestreckten Armen

Diese Position nehmen Sie ein, wenn Sie den Rücken nach den Übungen noch einmal in die Länge ziehen wollen.

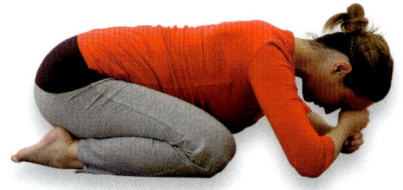

Die Stellung des Kindes für die späte Schwangerschaft

Winkeln Sie Ihre Arme an, schließen Sie Ihre Hände zu Fäusten und legen Sie sie aufeinander vor sich auf den Boden. Dann legen Sie Ihre Stirn darauf ab.

Entlastungsbewegung für den unteren Rücken

Zur Entlastung des unteren Rückens ziehen Sie Ihre Beine an, legen je eine Hand auf ein Knie und schaukeln Sie dann mit Ihrem Körper nach rechts und nach links oder Sie lassen die Knie kreisen.

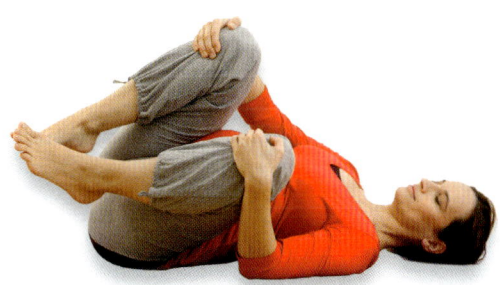

Nach jeder *Asana* nehmen Sie eine Ausgleichsstellung ein, die bei den Übungen (Seite 80 ff.) jeweils angegeben ist.

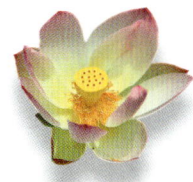

Vorbereitende Übungen

Augenübungen

Wie alle Muskeln in unserem Körper, müssen auch die Augenmuskeln trainiert werden, um unsere Sehkraft zu erhalten und Überanstrengung vorzubeugen. Unsere Augen werden heute oftmals durch künstliches Licht, Fernseh- oder Computerbildschirme überlastet.

Halten Sie Ihren Kopf bei den folgenden Übungen ruhig und bewegen Sie nur Ihre Augen. Hals und Nacken sind gerade und in Verlängerung der Wirbelsäule. Das Kinn ist leicht zur Brust gezogen. Atmen Sie in Ihrem normalen Rhythmus weiter.

Die folgende Übungssequenz für Ihre Augen trainiert nicht nur Ihre Augenmuskeln, sie beruhigt auch Ihre Gedanken, sodass Sie innerlich zur Ruhe kommen und Frieden finden können.

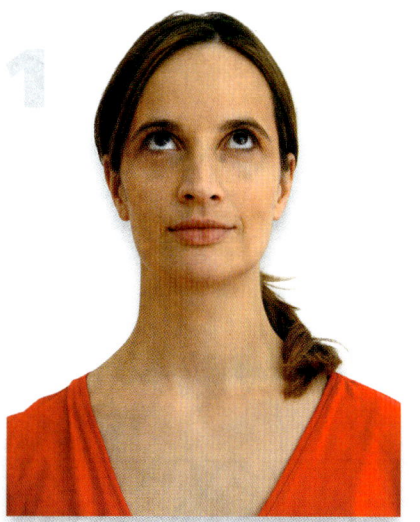

Blicken Sie weit nach oben.

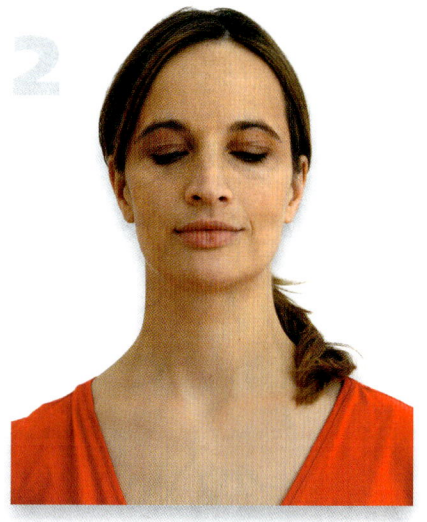

Dann bewegen Sie Ihre Augen weit nach unten.

Danach wandern Ihre Augen wieder weit nach oben. Wiederholen Sie diese Bewegung mindestens 3-mal.

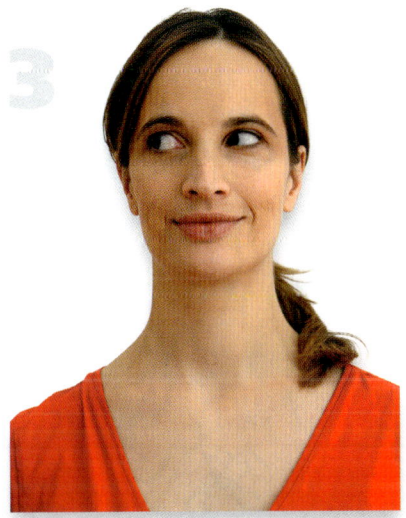

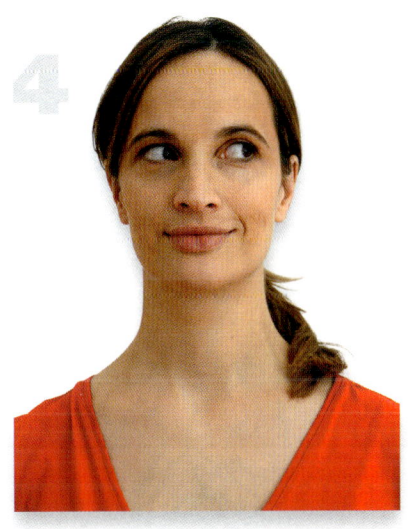

Ihre Augen blicken nun weit nach rechts.

Dann wandern sie weit nach links.

Danach wandern Ihre Augen wieder weit nach rechts. Wiederholen Sie diese Bewegung mindestens 3-mal

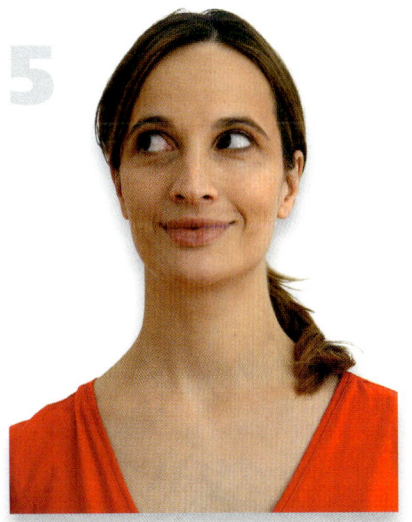

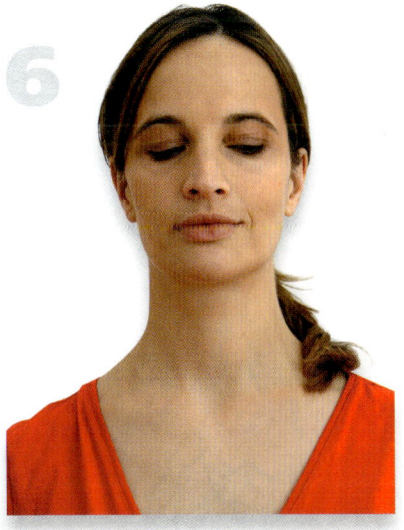

Blicken Sie nach rechts oben.

Nun bewegen sich Ihre Augen diagonal nach links unten.

Danach wandern Ihre Augen wieder weit nach rechts oben. Wiederholen Sie diese Bewegung mindestens 3-mal.

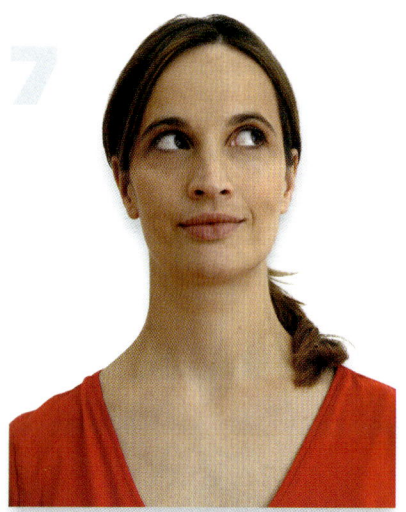

Blicken Sie nach links oben.

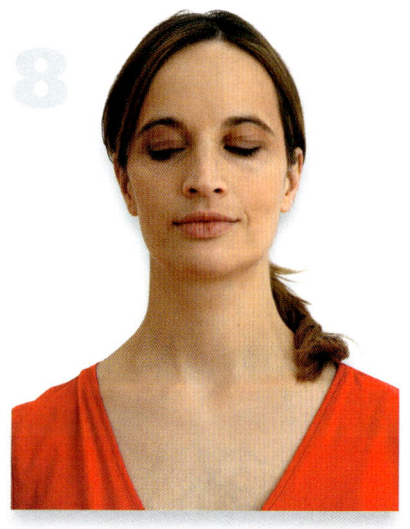

Jetzt wandern Ihre Augen diagonal nach rechts unten.

Danach wandern Ihre Augen wieder weit nach links oben. Wiederholen Sie diese Bewegung mindestens 3-mal.

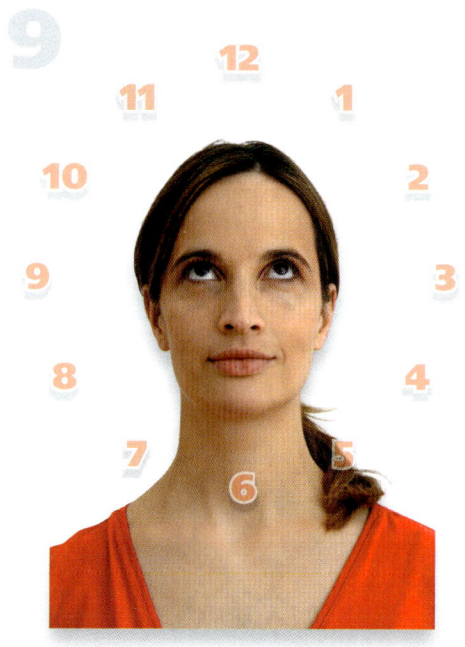

Stellen Sie sich jetzt eine große Uhr vor und bewegen Sie Ihre Augen im Uhrzeigersinn im Kreis. Blicken Sie zuerst weit nach oben auf die 12, dann zur 1, 2, 3 und so weiter, bis Sie wieder bei der 12 angekommen sind. Schließen Sie dann Ihre Augen einen Augenblick lang.
  Jetzt lassen Sie Ihre Augen entgegen dem Uhrzeigersinn kreisen. Sie beginnen wieder bei der 12 und gehen weiter zur 11, 10, 9 und so weiter, bis Sie wieder bei der 12 angekommen sind.

Die Augen entspannen

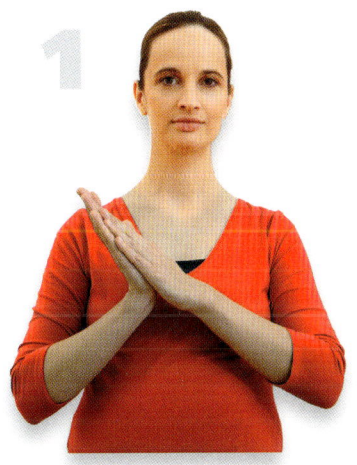

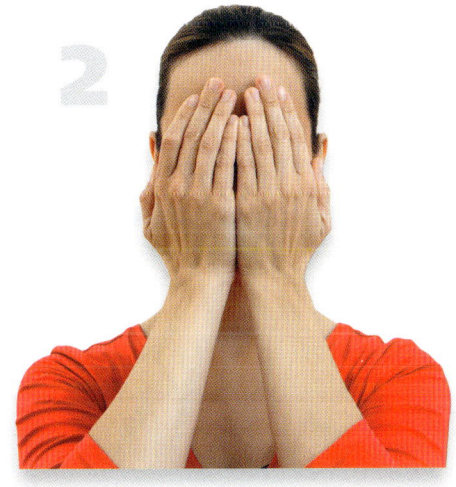

Reiben Sie Ihre Handflächen kräftig aneinander, bis sie sich heiß anfühlen.

Legen Sie die gewölbten Hände dann leicht auf Ihre geschlossenen Augen und spüren Sie, wie sich diese durch die Wärme und durch die Dunkelheit entspannen.

Tratak: Festes Starren

Bei dieser Übung halten Sie Ihre Augen fest auf die Flamme einer Kerze gerichtet oder auf ein Bild, das Sie gern mögen, auf eine Blume oder das OM-Zeichen.

Nehmen Sie eine bequeme Sitzhaltung auf dem Boden oder auf einem Meditationskissen ein oder setzen Sie sich auf einen Stuhl. Stellen Sie die brennende Kerze (oder ein anderes Objekt Ihrer Wahl) in der Entfernung von etwa einer Armlänge in Augenhöhe vor sich auf. Atmen Sie

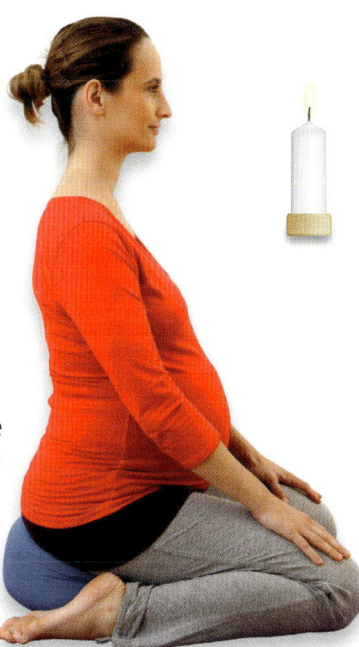

langsam, tief und rhythmisch ein und aus. Fixieren Sie die Flamme beziehungsweise das Objekt Ihrer Wahl 1 Minute lang, ohne zu blinzeln. Schließen Sie danach 1 Minute lang die Augen und lassen Sie ein Bild der Flamme oder des Objekts in dem Punkt zwischen Ihren Augenbrauen entstehen. Wenn sich das innere Bild wieder aufgelöst hat, öffnen Sie Ihre Augen und wiederholen die Übung 3- bis 5-mal.

Tratak regt den Tränenfluss an und reinigt so die Augen.

Schulter-Nacken-Übungen

Dehnübungen

1 Nehmen Sie eine bequeme Sitzhaltung auf dem Boden ein – das kann der Schneidersitz, der halbe Lotossitz oder der Fersensitz sein. Ihr Rücken ist dabei aufrecht und gerade. Schließen Sie die Augen und atmen Sie ein paar mal tief in den Bauch hinein. Ihre Hände formen das *Chin-Mudra* (Daumen und Zeigefinger berühren sich und die restlichen drei Finger sind gestreckt) und ruhen so auf Ihren Knien.

2 Strecken Sie die Arme über Ihrem Kopf aus, falten Sie Ihre Hände und drehen Sie die Handflächen nach oben. Dehnen Sie die Arme weit nach oben, ziehen Sie Ihre Arme aus den Schultern heraus und ziehen Sie dabei Ihren Rücken lang.

3 Halten Sie die Arme gestreckt und beugen Sie Ihren Oberkörper langsam nach rechts. Halten Sie die Position 2 Atemzüge lang, atmen Sie tief in Ihre linke Körperseite hinein.

4 Kommen Sie zurück zur Mitte und beugen Sie Ihren Oberkörper anschließend langsam nach links. Atmen Sie 2-mal tief in die rechte Körperseite hinein.

5 Kommen Sie zurück zur Mitte und strecken Sie sich noch einmal lang nach oben.

6 Falten Sie jetzt Ihre Hände hinter Ihrem Rücken. Strecken sie Ihre Arme weit vom Körper weg und legen Sie Ihren Kopf in den Nacken. Atmen Sie 3-mal tief in den geöffneten Brustkorb hinein.

7 Lösen Sie die Hände und legen Sie sie wieder auf den Knien ab. Sie sitzen wieder aufrecht in der Ausgangsposition.

WIRKUNG:

Die Schulter-Nacken-Übungen lösen Verspannungen im Bereich der Schultern, des Nackens und im oberen Rücken. Alle Nerven, die die verschiedenen Körperteile mit dem Gehirn verbinden, führen durch unseren Hals. Diese lebenswichtigen Verbindungswege werden durch diese Bewegungen angeregt und frei gemacht.

Eine Steifheit in den Schultern ist in unserer modernen Zeit sehr verbreitet. Auch emotionale Spannungen und Stress können zu Verspannungen in den Schultern führen. In der Schwangerschaft und beim Stillen werden die Brüste vieler Frauen schwerer und der Schultergürtel wird dabei nach vorn und unten gezogen. In den ersten drei Lebensjahren werden Sie Ihr Kind zudem häufig auf dem Arm tragen und das wirkt sich ebenfalls auf den Schultergürtel aus. Schulterübungen sind sehr wichtig, um den Körper strukturell im Gleichgewicht zu halten.

HINWEIS:

In den Sitzhaltungen die Beine öfter ausstrecken oder die Position ändern.

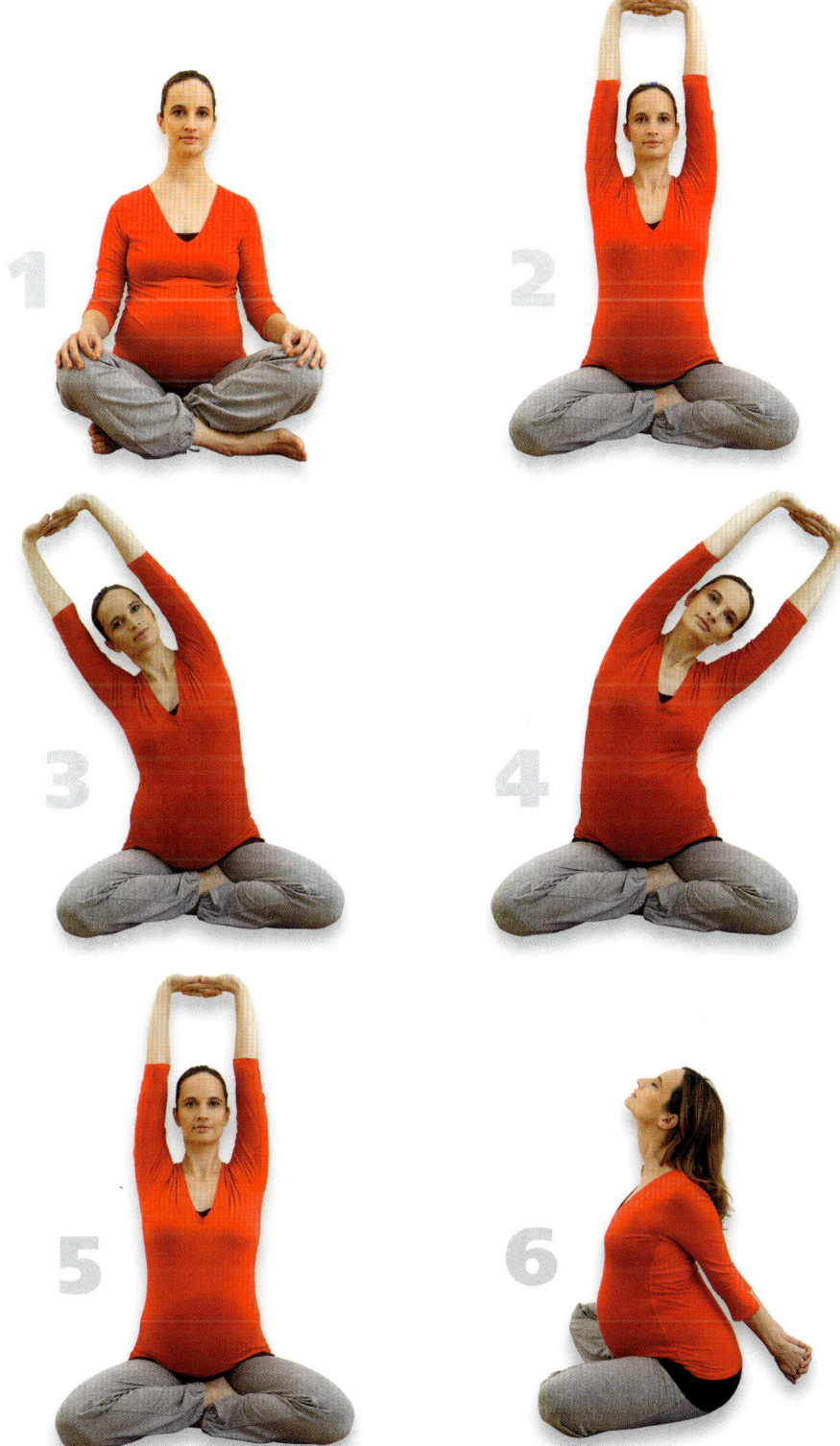

Den Kopf kreisen lassen

1 Nehmen Sie eine entspannte Sitzhaltung ein, Ihr Rücken ist dabei gerade aufgerichtet, und lassen Sie Ihren Kopf locker nach vorn zur Brust sinken. Drücken Sie das Kinn ein wenig zum Brustbein.

2 Nun bewegen Sie Ihren Kopf aus dieser Position locker zur rechten Schulter. Achten Sie darauf, dass Sie dabei die Schultern nicht hochziehen.

3 Der Kopf kreist dann weiter nach hinten, sodass sich der vordere Bereich Ihres Halses dehnt.

4 Lassen Sie Ihren Kopf nun sanft zur linken Seite kommen.

5 Und danach bringen Sie Ihren Kopf wieder nach vorn zur Brust.

Lassen Sie Ihren Kopf insgesamt 3-mal rechtsherum kreisen. Danach lassen Sie ihn langsam 3-mal linksherum kreisen.

Anschließend ziehen Sie Ihre Schultern zum Ausgleich 3-mal hoch zu den Ohren und lassen sie danach jedes Mal locker nach unten fallen. Spüren Sie jetzt in Ihren Schulterbereich hinein. Lockern Sie Ihre Beine.

> **ACHTUNG:**
> Überstrecken Sie Ihren Nacken nicht.

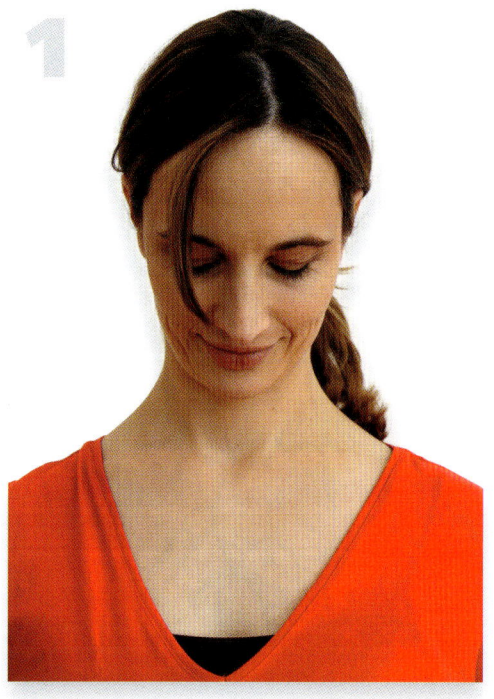

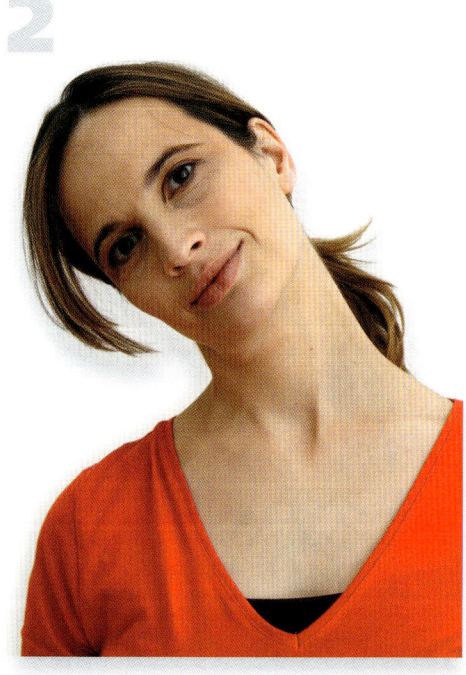

3

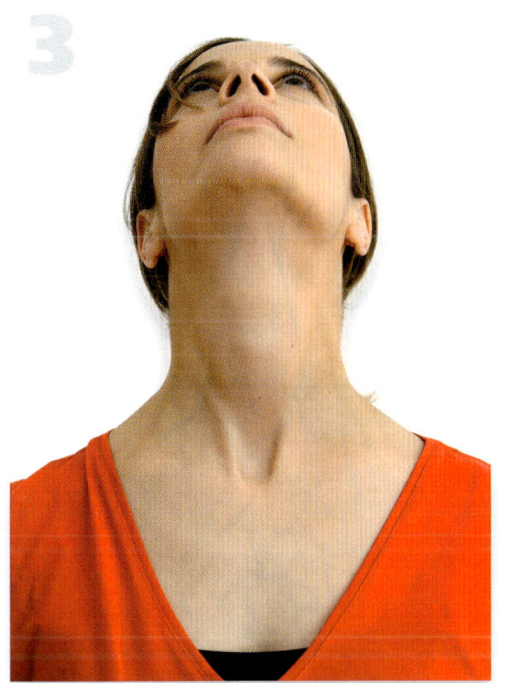

4

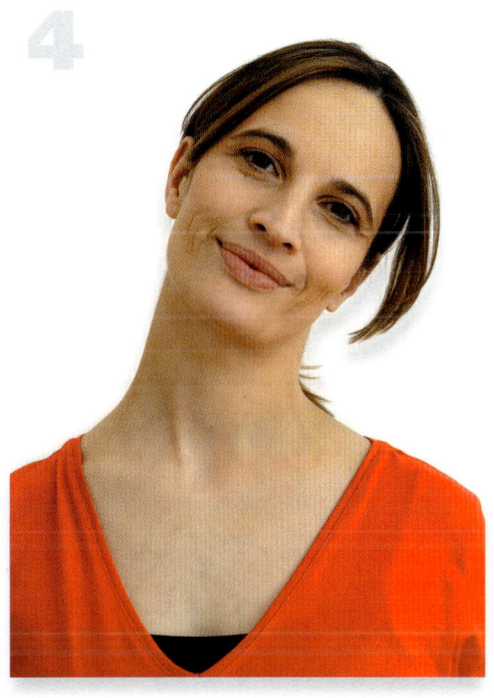

5

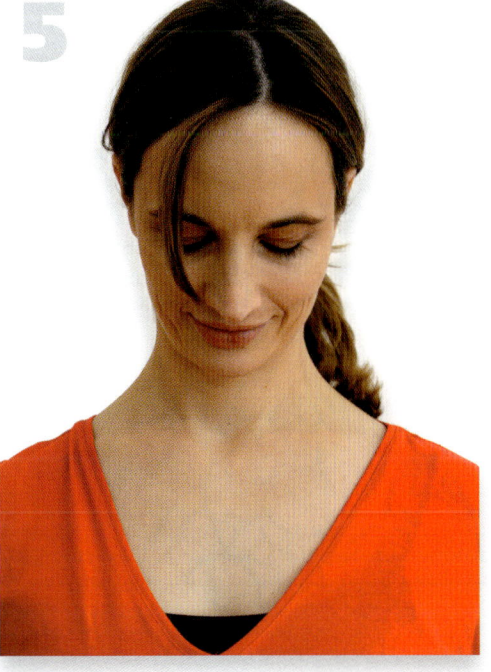

ACHTUNG:
Sollte nach der Übung ein leichtes Schwindelgefühl auftreten, haben Sie Ihren Kopf zu schnell kreisen lassen. Machen Sie diese Übung langsam und mit Achtsamkeit.

Den Kopf zur Schulter neigen

1 Nehmen Sie eine entspannte Sitzposition ein; Ihr Rücken ist gerade aufgerichtet. Lassen Sie Ihr rechtes Ohr zur rechten Schulter sinken. Die rechte Schulter bleibt dabei entspannt. Lassen Sie Ihre linke Schulter schwer nach unten hängen. Die Fingerspitzen Ihrer linken Hand berühren den Boden.

   Schließen Sie die Augen und halten Sie diese Position 3 Atemzüge lang. Kommen Sie zur Mitte zurück.

2 Führen Sie die Übung anschließend 3 Atemzüge lang zur linken Seite aus. Kommen Sie wieder zur Mitte zurück.

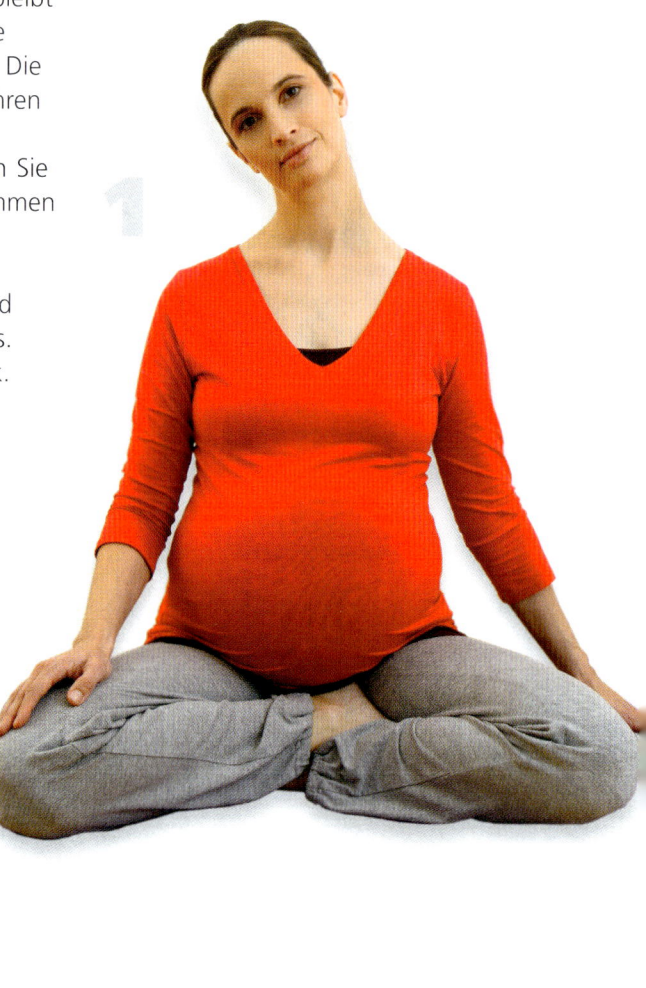

Den Kopf über die Schulter drehen

1 Nehmen Sie eine entspannte aufrechte Sitzposition ein und drehen Sie Ihren Kopf so weit wie möglich nach rechts. Ihr Kinn ist dabei ein wenig zum Brustbein angezogen. Achten Sie darauf, dass Sie die Schultern nicht nach oben ziehen. Ihr Rücken bleibt gerade aufgerichtet, ohne angespannt zu sein. Schließen Sie die Augen und halten Sie diese Position 3 Atemzüge lang. Kommen Sie zur Mitte zurück.

2 Führen Sie die Übung anschließend zur linken Seite aus. Kommen Sie wieder zur Mitte zurück.

Ziehen Sie Ihre Schultern nun zum Ausgleich 3-mal hoch zu den Ohren und lassen Sie sie danach jedes Mal locker nach unten fallen.

Spüren Sie in Ihren Schulterbereich hinein. Lockern Sie Ihre Beine.

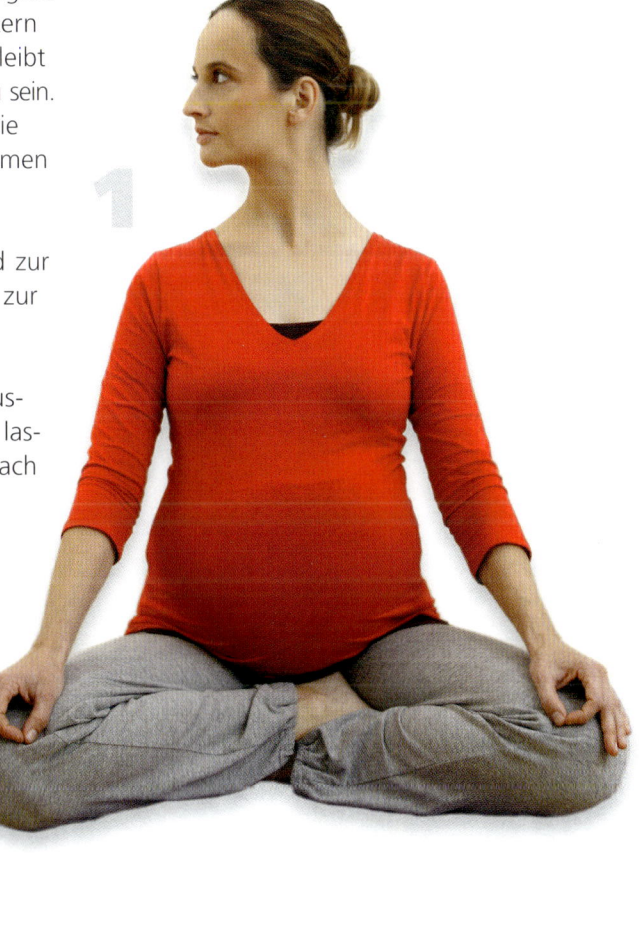

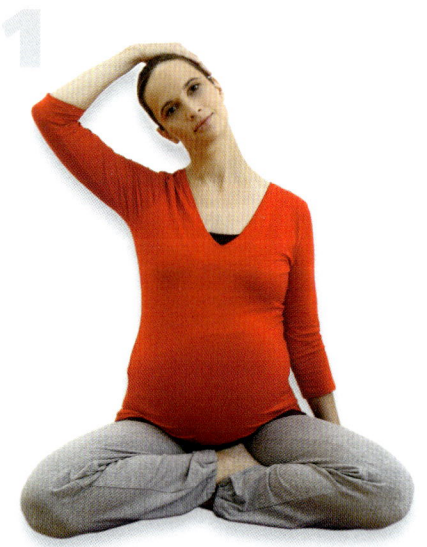

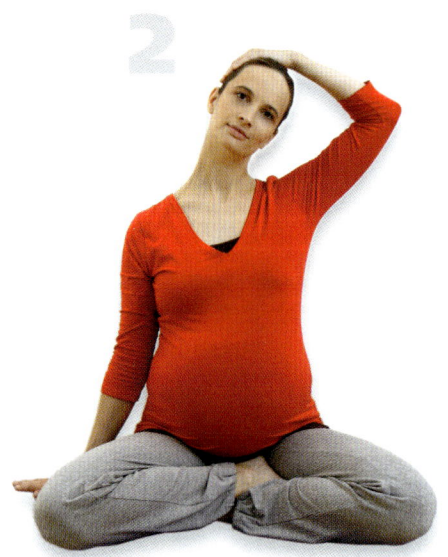

Den Nackenbereich mit der Hand dehnen

1 Nehmen Sie eine entspannte Sitzposition ein. Ihr Rücken ist gerade aufgerichtet, ohne angespannt zu sein. Legen Sie die rechte Hand auf die linke Seite Ihres Kopfes (nicht auf das Ohr) und dehnen Sie Ihren Hals und Ihren Nacken sanft zur rechten Seite. Ihren linken Arm dehnen Sie leicht in Richtung Boden.

Schließen Sie die Augen und halten Sie diese Position 3 Atemzüge lang.

2 Anschließend dehnen Sie Ihren Hals mit der linken Hand zur linken Seite. Ihren rechten Arm dehnen Sie leicht in Richtung Boden. Halten Sie die Position 3 Atemzüge lang und kommen Sie dann zur Mitte zurück.

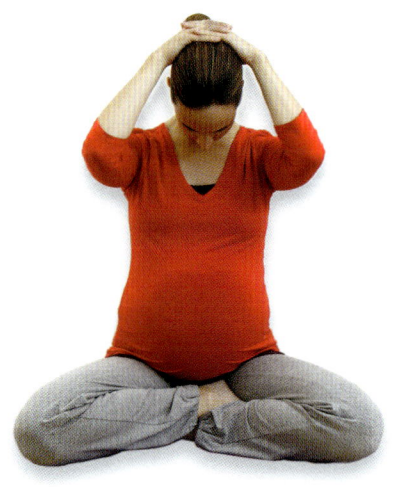

Den Kopf sanft nach vorn drücken

Nehmen Sie eine entspannte Sitzposition ein. Ihr Rücken ist gerade aufgerichtet, ohne angespannt zu sein. Falten Sie Ihre Hände hinter dem Kopf und ziehen Sie Ihren Nacken lang. Lassen Sie Ihren Kopf nach vorn zur Brust sinken und drücken Sie ihn sanft nach unten. Die Wirbelsäule bleibt gerade.

Halten Sie diese Position 3 Atemzüge lang. Wiederholen Sie die Übung so oft, wie es Ihnen angenehm ist.

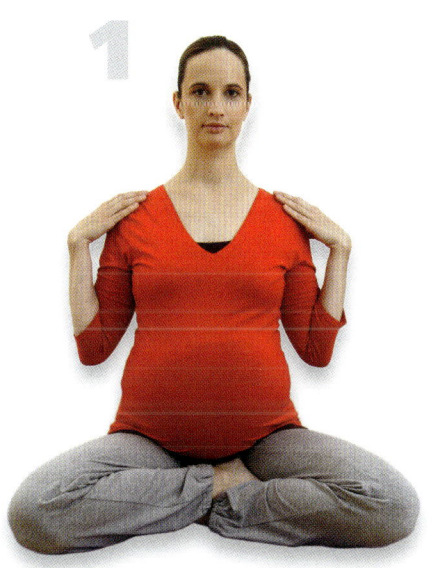

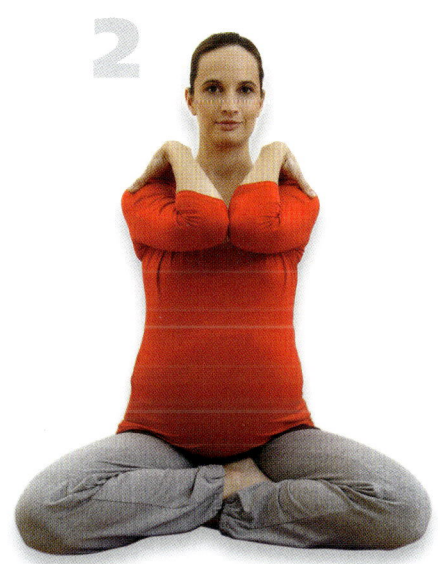

Die Schultern kreisen lassen

1 Nehmen Sie eine entspannte Sitzhaltung ein. Der Rücken ist gerade aufgerichtet, ohne angespannt zu sein. Legen
Sie die Fingerspitzen auf Ihre Schultern.

2 Bringen Sie Ihre Ellenbogen vor Ihrem
Brustbein zusammen. Die Fingerspitzen
bleiben auf Ihren Schultern.

3 Mit dem Einatmen führen Sie Ihre
Ellenbogen in einer kreisförmigen Bewegung nach oben. Und mit dem Ausatmen
lassen Sie sie so weit wie möglich nach
hinten kreisen. Ihr Brustkorb wird dabei
geweitet und die Schulterblätter werden
zusammengeschoben. Die Ellenbogen
werden nach hinten unten und dann
wieder nach vorn geführt, bis sie sich vor
Ihrem Körper wieder treffen. Jetzt werden
Ihre Schulterblätter gedehnt.

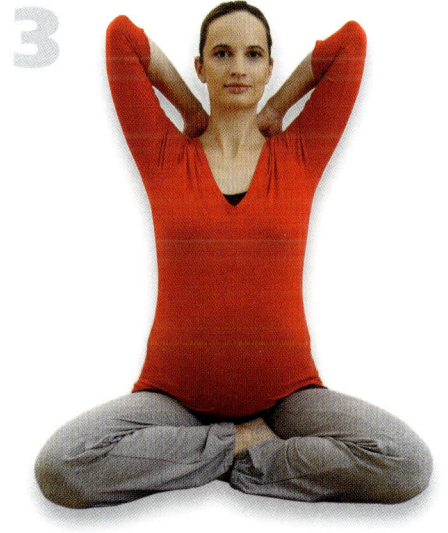

Lassen Sie Ihre Schultern auf diese Weise
insgesamt 5-mal nach hinten kreisen und
anschließend 5-mal nach vorn.

Die Hände im Rücken fassen

Setzen Sie sich im Fersensitz auf den Boden (legen Sie sich gegebenenfalls ein Kissen zwischen Fersen und Gesäß). Der Rücken bleibt gerade aufgerichtet, ohne angespannt zu sein.

Bringen Sie Ihre linke Hand von unten auf Ihren Rücken. Der Handrücken liegt dabei auf dem Rücken auf. Führen Sie nun Ihre rechte Hand von oben auf den Rücken und greifen Sie Ihre linke Hand.

Der Brustkorb wird jetzt geweitet. Halten Sie diese Position 3 Atemzüge lang. Lösen Sie Hände und Arme, lockern Sie sie und wechseln Sie die Seite.

> **ACHTUNG:**
> Vermeiden Sie es, bei dieser Übung über Ihre Grenzen zu gehen. Nehmen Sie ein Tuch, einen Gurt oder eine Socke zur Hilfe, wenn sich Ihre Hände hinter dem Rücken nicht treffen.

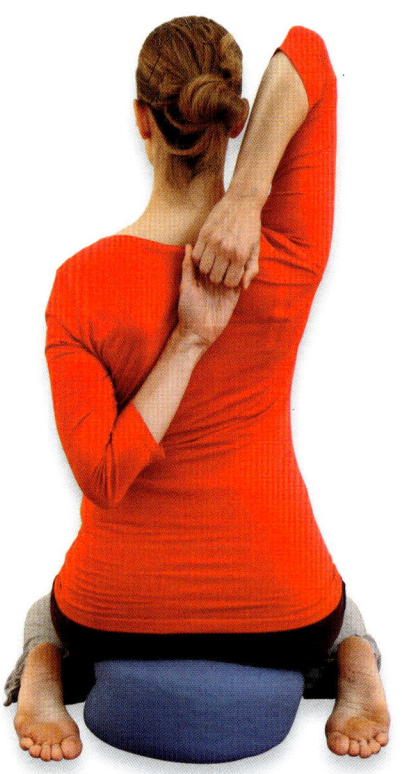

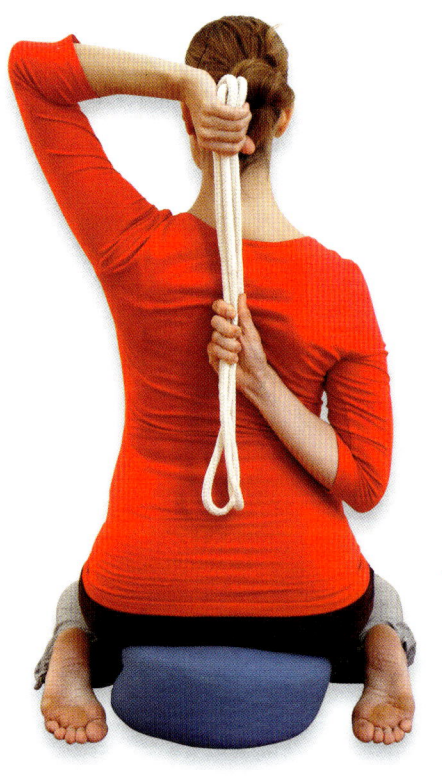

Gebetshaltung hinter dem Rücken

Legen Sie die Handflächen hinter Ihrem Rücken so aneinander, dass die Fingerspitzen nach oben zeigen. Der Brustkorb ist weit geöffnet.

Halten Sie diese Position 3 Atemzüge lang. Lösen Sie Arme und Hände und lockern Sie sie.

Adlerhaltung mit den Armen

Strecken Sie die Arme vor Ihrem Körper aus und legen Sie den linken Ellenbogen in die rechte Armbeuge. Winkeln Sie die Arme nach oben an und versuchen Sie, Ihre Handflächen aneinanderzulegen. Führen Sie die Ellenbogen sanft so weit nach oben, dass Sie eine angenehme Dehnung zwischen den Schulterblättern spüren.

Halten Sie diese Position 3 Atemzüge lang, lösen Sie Arme und Hände und wiederholen Sie die Übung, indem Sie den rechten Ellenbogen in die linke Armbeuge legen. Lockern Sie anschließend Arme und Hände.

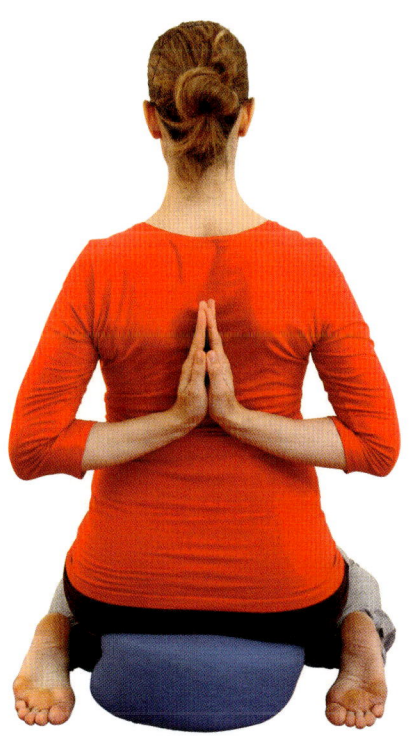
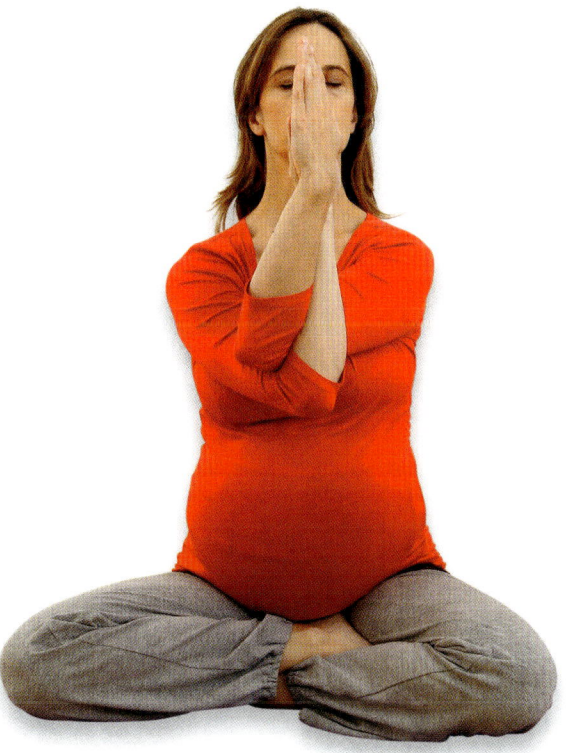

Atemübungen – *Pranayama*

Die tönende Atmung

Lassen Sie die Töne zuerst einzeln er-klingen. Legen Sie die Hände nach jeder Klangübung auf den Knien ab und halten Sie diese Position 2 bis 3 Atem-züge lang.

1 Strecken Sie Ihre Arme über Ihrem Kopf zu einem V aus. Atmen Sie tief ein und tönen Sie mit dem Ausatmen laut und so lang wie möglich „Aaaaaa".

2 Dann bilden Ihre Arme in Höhe des Brustraumes vor Ihnen einen Kreis oder ein „O", wobei die Fingerspitzen leicht übereinanderliegen und die Handrücken nach außen zeigen. Atmen Sie wieder tief ein und tönen Sie mit dem Ausatmen in dieser Position laut und so lang wie möglich „Oooooo".

3 Nun legen Sie beide Hände auf Ihren Bauch, atmen Sie tief ein und tönen Sie mit dem Ausatmen laut und so lang wie möglich „Uuuuuu".

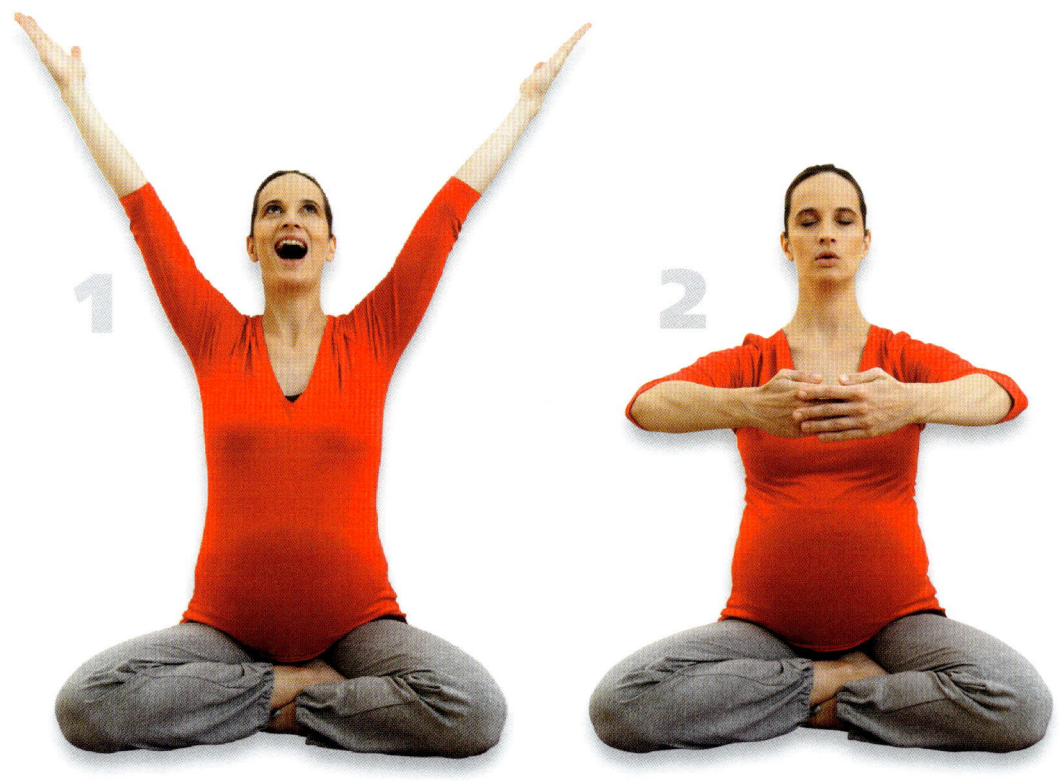

4 Und jetzt legen Sie die Handflächen auf Ihre Ohren, atmen Sie tief ein und summen Sie mit dem Ausatmen mit geschlossenem Mund „Mmmmmm".

Zum Abschluss ziehen Sie nun alle Töne zu einem Klanglaut zusammen und verbinden Sie dazu die Armpositionen, die Sie bereits geübt haben, zu einer Bewegung mit weichen Übergängen. Atmen Sie tief ein und tönen Sie beim Ausatmen laut und so lang wie möglich „Aaaaaa – Oooooo – Uuuuuu – Mmmmmm".

Wiederholen Sie diesen Klang insgesamt 3-mal.

Legen Sie Ihre Hände danach im *Chin-Mudra* (siehe Seite 55) auf Ihren Knien ab und spüren Sie dem Klang ein paar Atemzüge lang nach. Fühlen Sie, wie Sie und Ihr Kind ganz in Klang eingehüllt sind.

WIRKUNG:
Klang wirkt harmonisierend auf die Vorgänge im Körper. Er stärkt das seelische Gleichgewicht und beruhigt die Nerven. AOUM – auch OM – ist ein kosmischer Klang und hat die gleiche Klangschwingung wie „Mama" oder „Amen".

Im Klang OM sind die Schwingungen der gesamten Tonleiter enthalten. Die Vibration dieses Klanges schenkt Körper und Geist Harmonie.

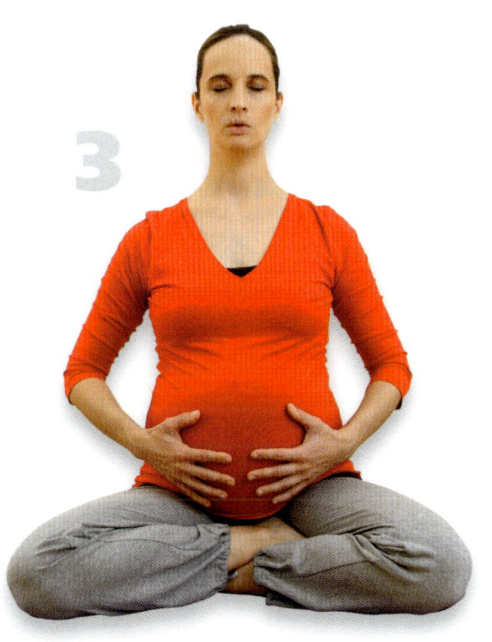

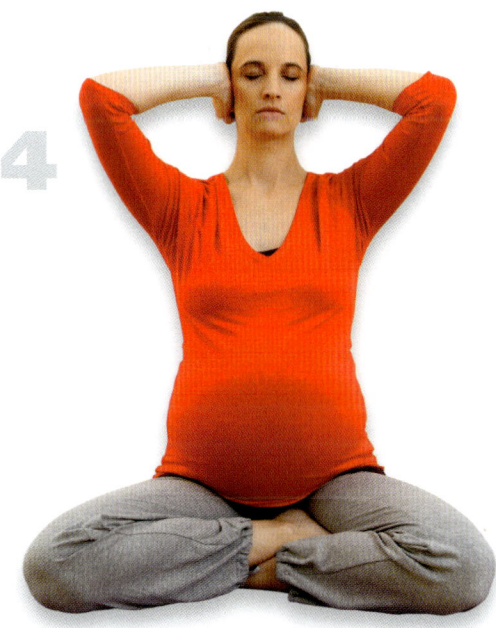

Die Wechselatmung – *Anuloma Viloma*

Die Atemluft ist eine unserer wichtigsten Energiequellen. In dem Begriff „Hatha-Yoga" sind die beiden Urklänge *ha* und *tha* enthalten. Sie stehen für die zwei einander entgegengesetzt wirkenden Kräfte im Universum, für die positiven und die negativen Strömungen. *Ha* symbolisiert auch die Sonne, *tha* den Mond: Durch das rechte Nasenloch fließt die wärmende Sonnenenergie, die männliche Energie, und durch das linke Nasenloch fließt die kühlende Mondenergie, die weibliche Energie. Und so ist es auch das Hauptziel des Hatha-Yoga, *ha* (Sonnenenergie) und *tha* (Mondenergie) auszugleichen.

Bei der Wechselatmung atmen wir doppelt so lang aus, wie wir einatmen. Durch das lange Ausatmen wird so viel verbrauchte Restluft ausgestoßen wie möglich, was eine tiefere Einatmung ermöglicht. Bei dieser Atemtechnik werden die Zellen besser mit Sauerstoff versorgt als bei der normalen Atmung. In der Schwangerschaft halten Sie bei den Atemübungen den Atem nicht an (so wie man die Wechselatmung klassisch praktiziert). Durch das Anhalten des Atems kann die Sauerstoffreserve in der Plazenta angegriffen werden.

• Nehmen Sie eine entspannte gerade aufgerichtete Sitzhaltung ein (Schneidersitz, Lotossitz oder Fersensitz; siehe Seite 36). Der Rücken bleibt gerade aufgerichtet, ohne angespannt zu sein. Ihre Augen sind geschlossen. Legen Sie die linke Hand im *Chin-Mudra* auf Ihrem linken Knie ab.

• Formen Sie mit der rechten Hand das *Vishnu-Mudra*, atmen Sie tief ein und schließen Sie mit dem Daumen das rechte Nasenloch und atmen durch das linke Nasenloch aus (siehe Foto auf der rechten Seite).

• Atmen Sie nun durch das linke Nasenloch ein und zählen dabei in Gedanken langsam bis drei.

• Schließen Sie nun das linke Nasenloch mit Ringfinger und kleinem Finger und öffnen Sie das rechte Nasenloch. Atmen Sie durch das rechte Nasenloch aus und zählen Sie dabei langsam bis sechs.

• Danach atmen Sie durch das rechte Nasenloch ein und zählen dabei langsam bis drei.

• Jetzt verschließen Sie das rechte Nasenloch wieder mit dem Daumen und atmen durch das linke Nasenloch aus, wobei Sie langsam bis sechs zählen.

Wiederholen Sie diesen Zyklus 5- bis 8-mal und beenden Sie die Übung mit einer Ausatmung durch das linke Nasenloch.

Lassen Sie danach beide Hände im *Chin-Mudra* auf Ihren Knien ruhen. Ihre Augen bleiben noch einen Augenblick geschlossen. Der Atem fließt ruhig durch beide Nasenlöcher ein und aus ... Nehmen Sie wahr, wie Sie in Ihrer Mitte angekommen sind.

Legen Sie sich zum Abschluss in Ihre Entspannungslage und bleiben Sie mit der Aufmerksamkeit bei Ihrer Atmung.

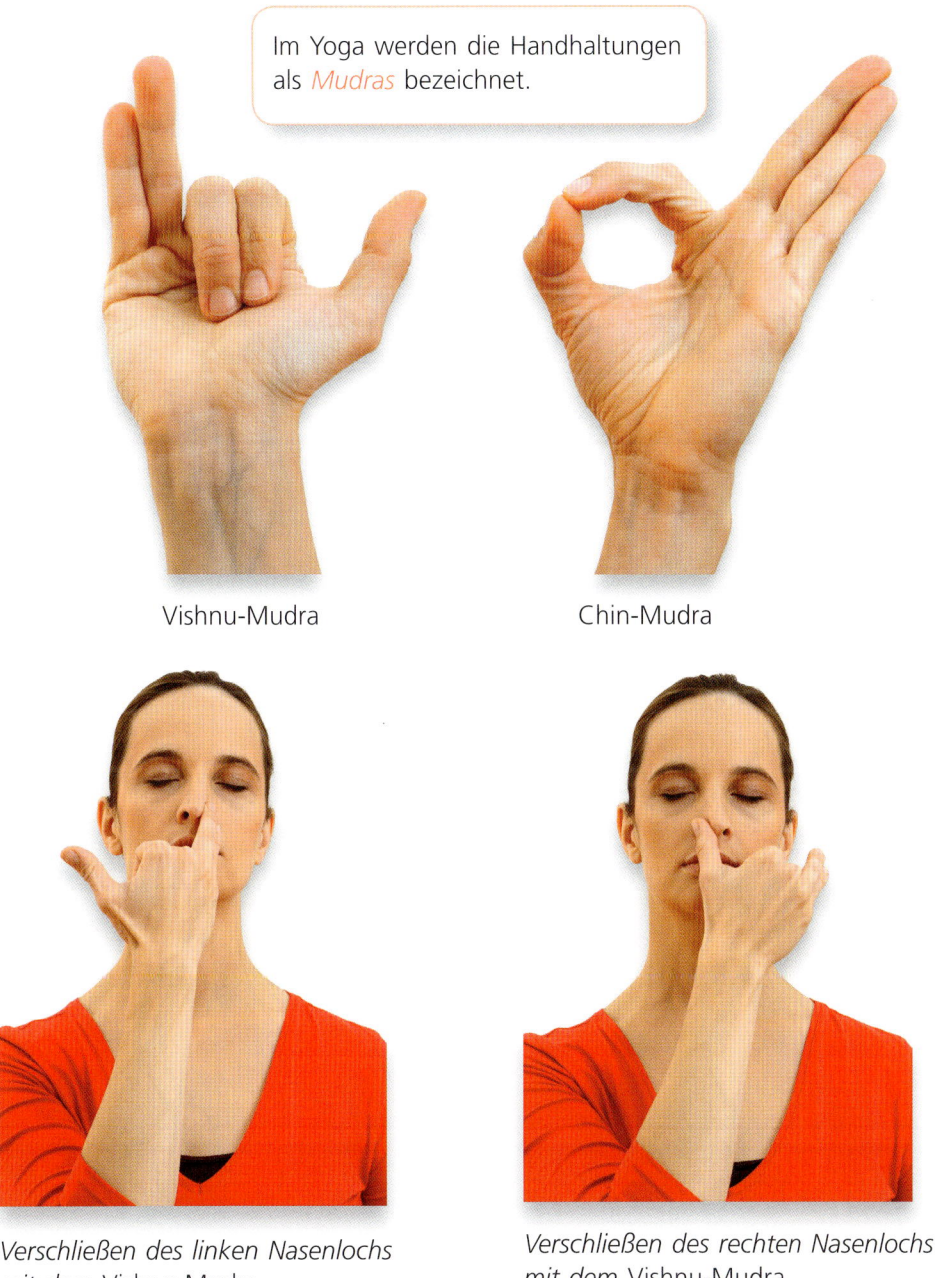

Im Yoga werden die Handhaltungen als *Mudras* bezeichnet.

Vishnu-Mudra

Chin-Mudra

Verschließen des linken Nasenlochs mit dem Vishnu-Mudra

Verschließen des rechten Nasenlochs mit dem Vishnu-Mudra

WIRKUNG:

Diese Atemtechnik bringt die rechte und die linke Gehirnhälfte in Einklang. Blockaden werden aufgelöst und Disharmonien ausgeglichen. Emotionen und Gedanken kommen zur Ruhe und Sie finden Ihr inneres Gleichgewicht.

Die Summatmung – *Brahmari*

• Nehmen Sie eine entspannte Sitzhaltung ein (Schneidersitz, Lotossitz oder Fersensitz). Der Rücken ist gerade aufgerichtet, ohne angespannt zu sein. Ihre Augen sind geschlossen. Die Hände ruhen mit den Handflächen nach unten auf Ihren Knien.

• Atmen Sie in dieser Position tief ein und vollständig aus, ohne sich dabei anzustrengen. Atmen Sie nun langsam durch beide Nasenlöcher ein und erzeugen Sie dabei hinten im Nasen-Rachen-Raum ein Schnarchgeräusch. Beim Ausatmen summen Sie wie eine Biene.

Wiederholen Sie diese Übung 5- bis 8-mal.

WIRKUNG:

Der Summton wirkt harmonisierend auf Ihre Gedanken und auf die Zellen Ihres Körpers. Diese Atemtechnik reinigt außerdem die Stimme, weshalb sie auch gern von Sängerinnen und Sängern praktiziert wird.

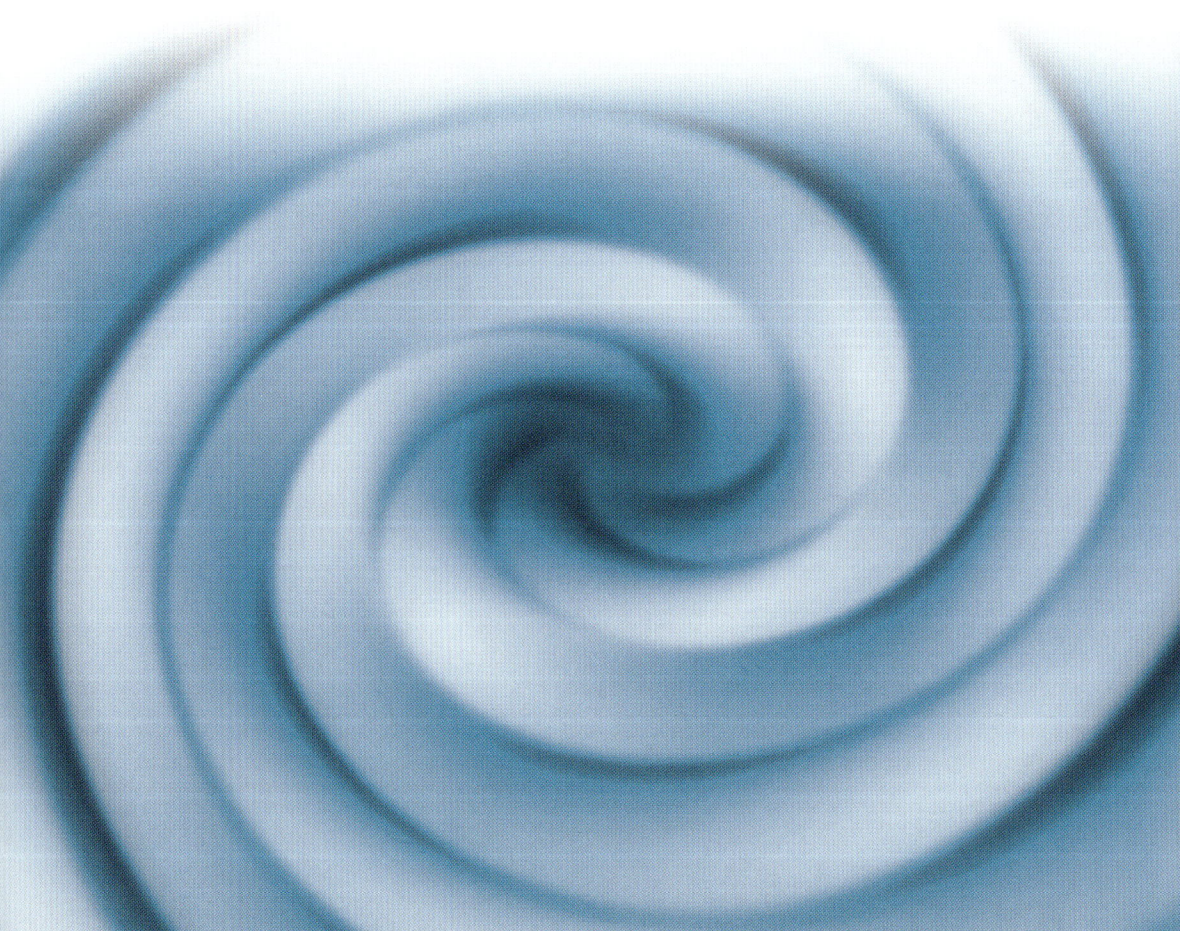

Der Löwe – *Simhasana*

1 Nehmen Sie eine entspannte Sitzhaltung im Fersensitz ein. Der Rücken ist
gerade aufgerichtet, ohne angespannt
zu sein. Die Hände ruhen mit den Handflächen nach unten auf Ihren Knien.

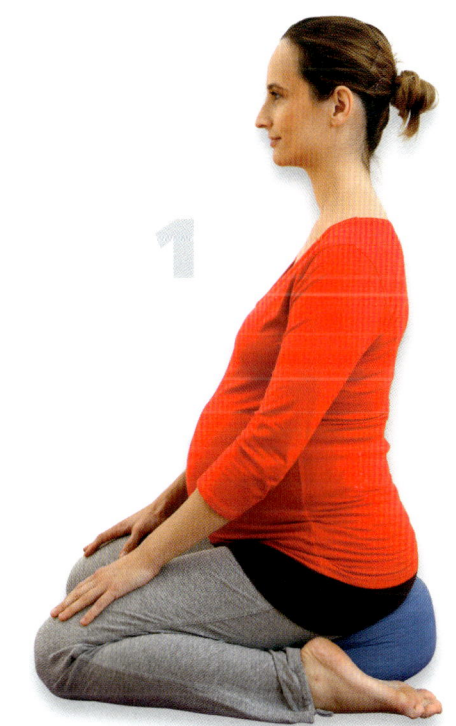

2 Atmen Sie in dieser Position tief durch
die Nase ein. Lehnen Sie sich dann leicht
nach vorn und atmen Sie kräftig durch
den Mund aus, wobei Sie einen fauchen-
den Laut – wie ein Löwe – ausstoßen.
Strecken Sie dabei die Zunge heraus,
heben Sie die Hände von den Knien ab
und spreizen Sie Ihre Finger. Der Kopf ist
leicht in den Nacken gelegt.
  Wiederholen Sie diese Übung 3- bis
5-mal.

WIRKUNG:
Wenn Sie diese Übung regelmäßig
machen, werden Sie mutig wie ein Löwe;
Sie werden frei sein von Ängsten und
Spannungen. Durch die kräftige Dehnung
der Zunge verschwinden Krankheiten der
Mundhöhle und des Rachenraumes.
Außerdem wird Ihre Sehkraft verbessert
und Ihre Stimme wird klarer.

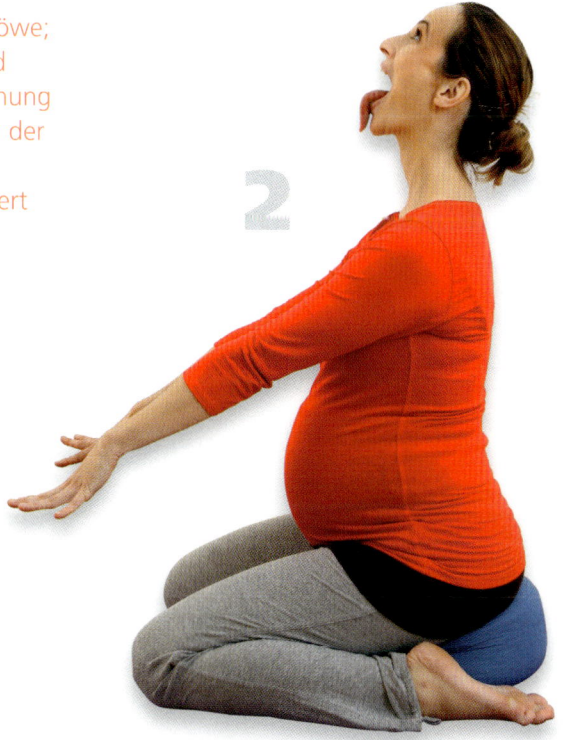

Der Sonnengruß – *Surya Namaskar*

Surya Namaskar ist Sanskrit und bedeutet „der Gruß oder das Gebet an die Sonne" (*surya* heißt „Sonne" und *namaskar* „Gebet"). In der indischen Mythologie wurde in der Morgendämmerung und am Abend mit den Übungen des Sonnengrußes und entsprechenden *Mantras* die Sonne als Lebens- und Lichtspenderin verehrt, denn ohne Sonne ist kein Leben auf der Erde möglich.

Der Sonnengruß ist eine Übungsfolge mit 12 Positionen, die in einem fließenden Bewegungsablauf durchgeführt werden und uns auf allen Ebenen guttun: Sie stellen die natürliche Harmonie im Körper wieder her. Ihre massierende Wirkung lässt die inneren Organe im Gleichgewicht miteinander funktionieren, wodurch sich natürliche Gesundheit einstellt.

Unser ganzer Organismus wird durch den Sonnengruß positiv beeinflusst: Kreislauf, Atmung, das Nerven- und das Drüsensystem und die Verdauung erfahren eine angenehme Belebung. Die Übungsfolge wirkt sich sowohl auf unseren Körper als auch auf unseren Geist positiv aus. Unser Atem fließt während des Übens tief und gleichmäßig.

Es wird mehr verbrauchte, kohlendioxidhaltige Luft ausgeatmet als normalerweise. Auf diesem Wege kann unsere Lunge auch mehr frische, sauerstoffreiche Luft aufnehmen und an das gesamte Körpersystem weitergeben.

In der Schwangerschaft lindert der Sonnengruß Rückenschmerzen, die durch das zunehmende Gewicht des Ungeborenen auftreten können. Die Übungsfolge löst Verspannungen in Rücken, Schultern und Beinen.

Der Sonnengruß dient hier gleichzeitig als Aufwärmübung für die folgenden 12 Asanas der klassischen Übungsfolge. Er bringt den Kreislauf in Schwung, macht die Muskulatur weich und lässt den Atem tief fließen. Sie können den Sonnengruß aber auch für sich allein praktizieren, denn er stellt ein komplettes Übungsprogramm dar.

Bevor Sie den Sonnengruß praktizieren

Wenn Sie den Sonnengruß das erste Mal üben wollen, schauen Sie sich die einzelnen Positionen auf den folgenden Seiten genau an. Solange Sie diese Übungssequenz noch einüben, ist es nicht notwendig, die einzelnen Bewegungen mit dem Atemrhythmus in Einklang zu bringen. Richten Sie Ihre Aufmerksamkeit auf die einzelnen Stellungen und auf die Übergänge zur jeweils nächsten Position und lassen Sie Ihren Atem dabei einfach fließen.

Wenn Ihnen der Bewegungsablauf vertraut ist, können Sie Ihre Aufmerksamkeit darauf richten, die jeweilige Bewegung mit der dazugehörigen Atmung auszuführen. Das ist gar nicht so schwierig, denn: Wenn Sie sich nach oben strecken, atmen Sie automatisch ein, und wenn Sie sich nach unten beugen, atmen Sie automatisch aus.

In der Schwangerschaft führen Sie den Sonnengruß langsam aus. Ihr Körper wird sich jeden Tag etwas anders anfühlen. Hören Sie auf ihn und stimmen Sie die Anzahl der Übungsfolgen und die Atmung darauf ab, was dem Körper guttut.

> **HINWEIS:**
> Lesen Sie, bevor Sie den Sonnengruß üben: „Das sollten Sie wissen, bevor Sie mit der Yoga-Praxis beginnen" (Seite 29 ff.).

Der Sonnengruß für Schwangere – die einzelnen Positionen

1 Einatmen und Ausatmen – Ihre Füße stehen etwas mehr als hüftbreit auseinander. Führen Sie Ihre Hände vor dem Brustraum zusammen, sodass die Handflächen aneinanderliegen.

2 Einatmen – Führen Sie Ihre ausgestreckten Arme vor Ihrem Körper in einer großen Bewegung nach oben über den Kopf. Strecken Sie sich weit nach hinten und legen Sie Ihre Handflächen auf Ihren unteren Rücken zu beiden Seiten der Wirbelsäule. (Siehe „Übergang von Position 2 zu Position 3", Seite 66 f.)

3 Ausatmen – Kommen Sie in einer großen Bewegung mit geradem Rücken, gestreckten Armen und Beinen aus den Hüftgelenken heraus nach vorn und nach unten. Berühren Sie mit den Händen den Boden zwischen Ihren Beinen oder setzen Sie Ihre Handflächen ganz auf. Gegebenenfalls können Sie die Knie leicht beugen. Finger und Zehen sind parallel und zeigen nach vorn.

4 Einatmen – Machen Sie mit dem rechten Bein einen großen Schritt nach hinten. Legen Sie Knie und Fußrücken auf dem Boden ab. Das linke Bein bleibt vorn und wird gebeugt, wobei sich das Knie über dem Fußknöchel befindet. Heben Sie den Kopf und blicken Sie nach oben. Wenn die Dehnung in den Leisten zu stark ist, winkeln Sie das rechte Bein an und legen das rechte Knie auf dem Boden ab.

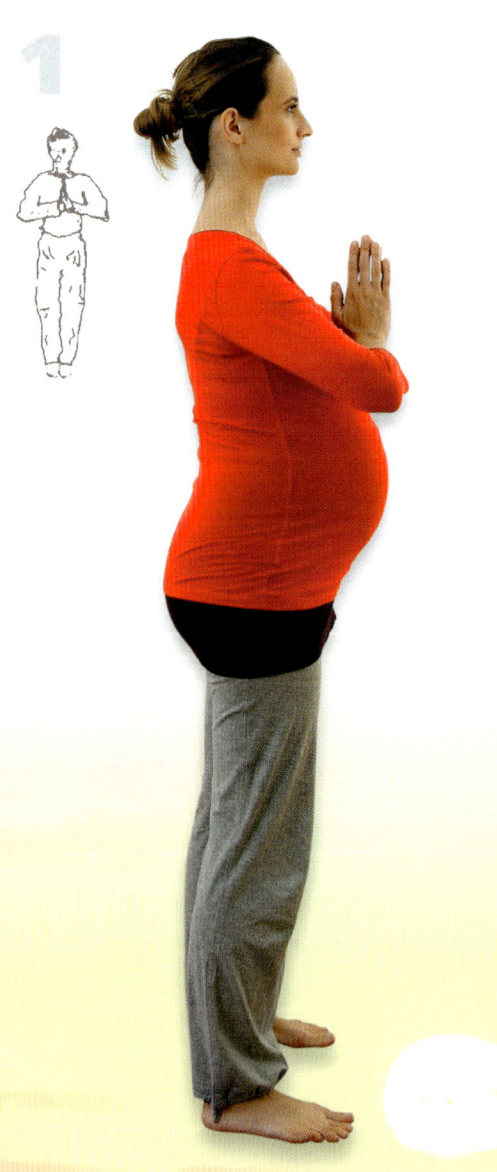

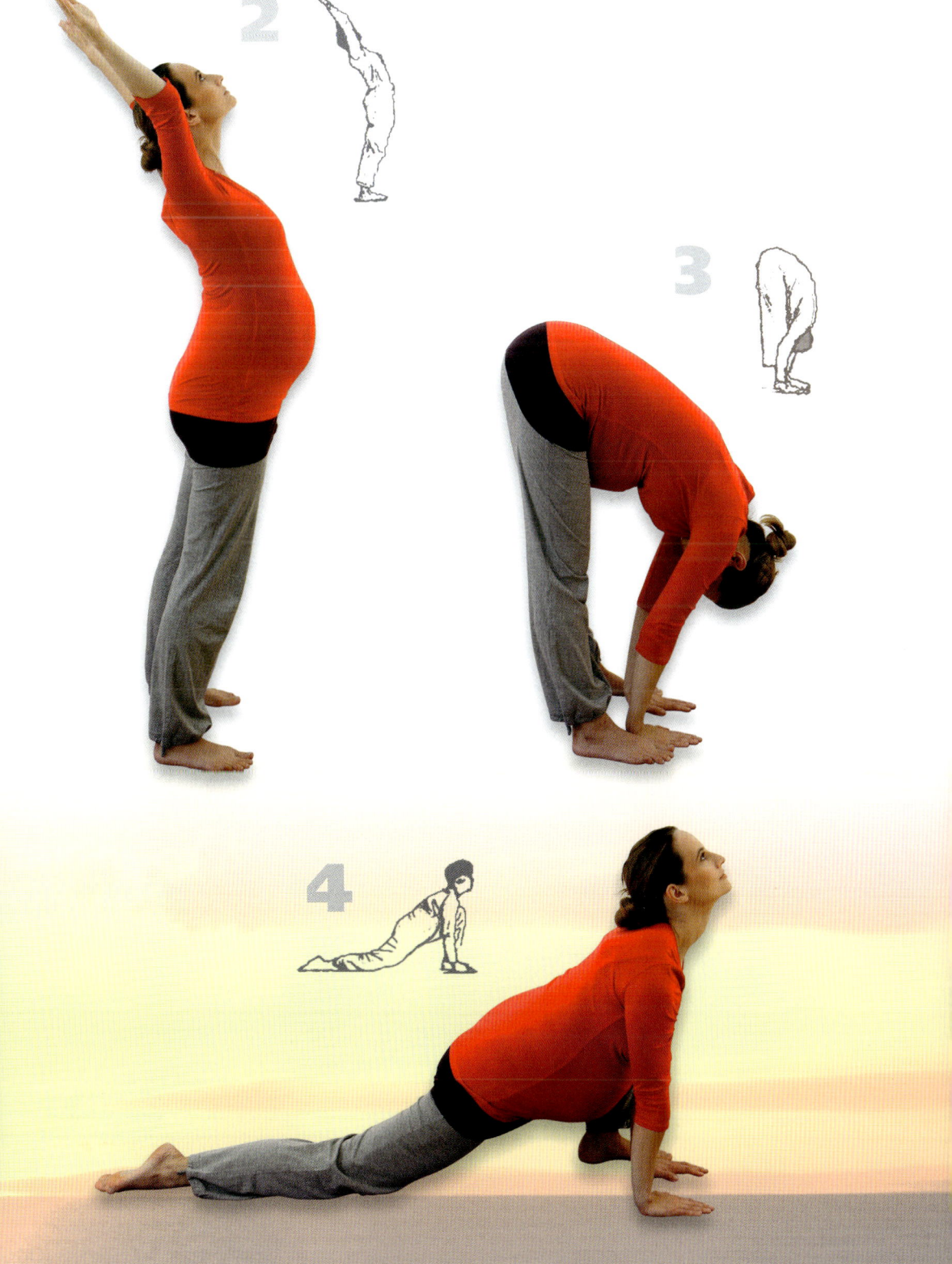

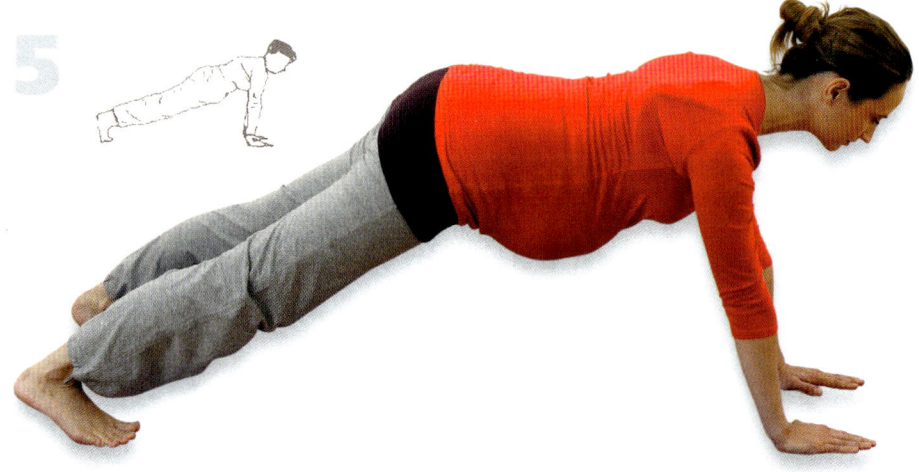

5 Den Atem kurz anhalten – Stellen Sie die Zehen des rechten Fußes auf, heben Sie das Knie vom Boden ab und strecken Sie das rechte Bein. Stellen Sie nun den linken Fuß neben den rechten. Kopf, Oberkörper und Beine bilden eine gerade Linie. Der Blick ist zum Boden gerichtet. Die Füße stehen hüftbreit auseinander.
   Sie können hier auch in den Vierfüßlerstand gehen.

6 Ausatmen – Ihre Knie sinken zur Matte. Setzen Sie sich auf Ihre Fersen. Öffnen Sie Ihre Knie leicht, damit Sie Platz für den Bauch haben. Ihre Arme sind lang nach vorn ausgestreckt.

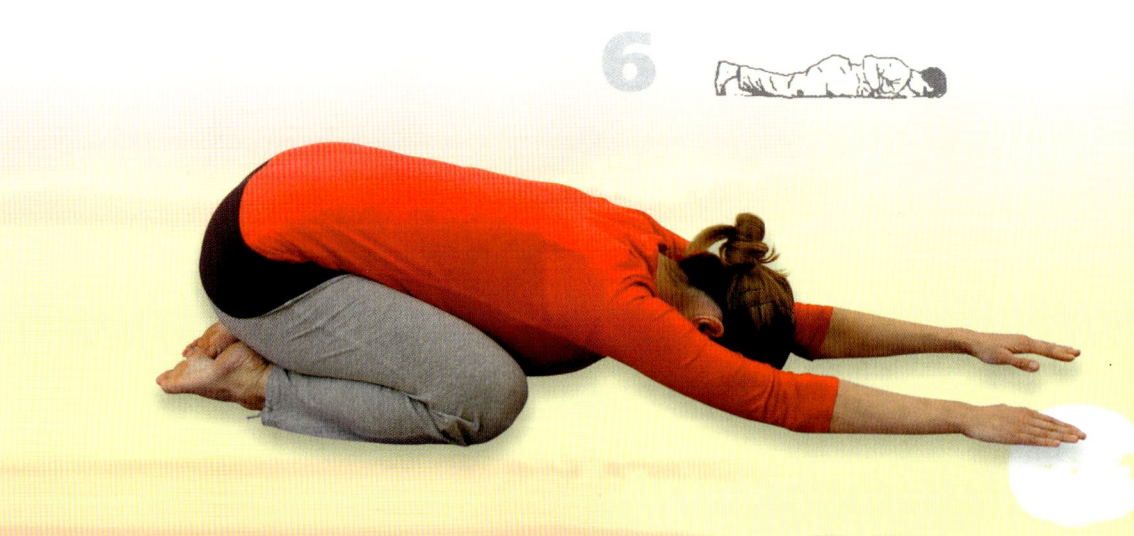

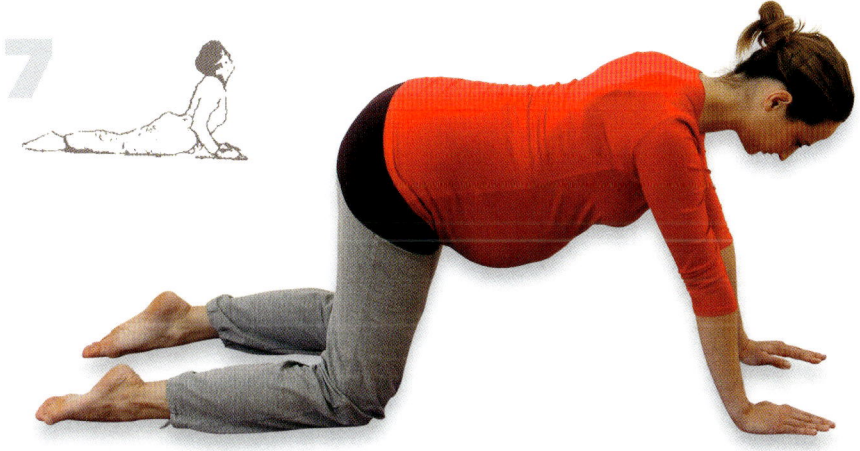

7 Einatmen – Kommen Sie in den Vierfüßlerstand und heben Sie Ihren Kopf an.

8 Ausatmen – Stellen Sie Ihre Zehen auf.
Heben Sie Ihr Gesäß, strecken Sie Ihre
Arme und schieben Sie es nach oben.
Geben Sie Ihrem Rücken Länge. Strecken
Sie Ihre Beine und versuchen Sie, die
Fersen in Richtung Boden zu bringen.
Ihr Gesäß zeigt nach oben. Der Kopf ist
in Verlängerung des Rückens.

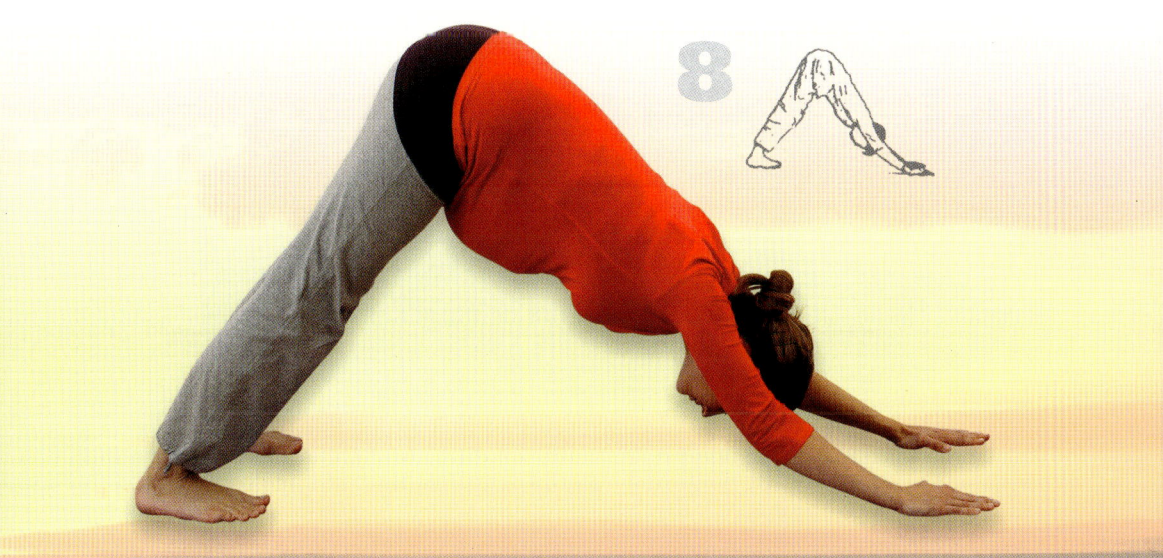

9 Einatmen – Bringen Sie Ihr rechtes Bein mit einem großen Schritt nach vorn und stellen Sie den rechten Fuß außen neben Ihrer rechten Hand ab (so haben Sie Platz für den Bauch).

Sie können das linke Knie auch zuerst auf dem Boden ablegen und dann das rechte Bein nach vorn bringen.

10 Ausatmen – Bringen Sie das linke Bein nach vorn und stellen Sie den linken Fuß außen neben der linken Hand ab. Beide Hände ruhen jetzt wieder zwischen Ihren Beinen (wie in Position 3), sodass genug Platz für Ihren Bauch bleibt. Die Knie sind leicht gebeugt.

11 Einatmen – Kommen Sie mit geradem Oberkörper aus den Hüftgelenken nach oben. Führen Sie dabei die Arme in einer großen Bewegung vor Ihrem Körper nach oben über den Kopf, dehnen Sie Ihren Oberkörper nach hinten und legen Sie Ihre Handflächen auf Ihren unteren Rücken zu beiden Seiten der Wirbelsäule (wie in Position 2, siehe Seite 66 f.).

12 Ausatmen – Lassen Sie die Arme seitlich neben Ihrem Körper sinken. Bleiben Sie dabei aufrecht und gerade stehen und blicken Sie nach vorn.

Bei fortgeschrittener Schwangerschaft bleiben Sie jetzt einige Atemzüge entspannt stehen, bevor Sie wieder mit Position 1 beginnen. Setzen Sie im nächsten Durchgang in Position 4 Ihr linkes Bein nach hinten und kommen Sie in Position 9 auch mit dem linken Bein wieder nach vorn.

Führen Sie den Sonnengruß insgesamt 2- bis 6-mal mit beiden Beinen durch.

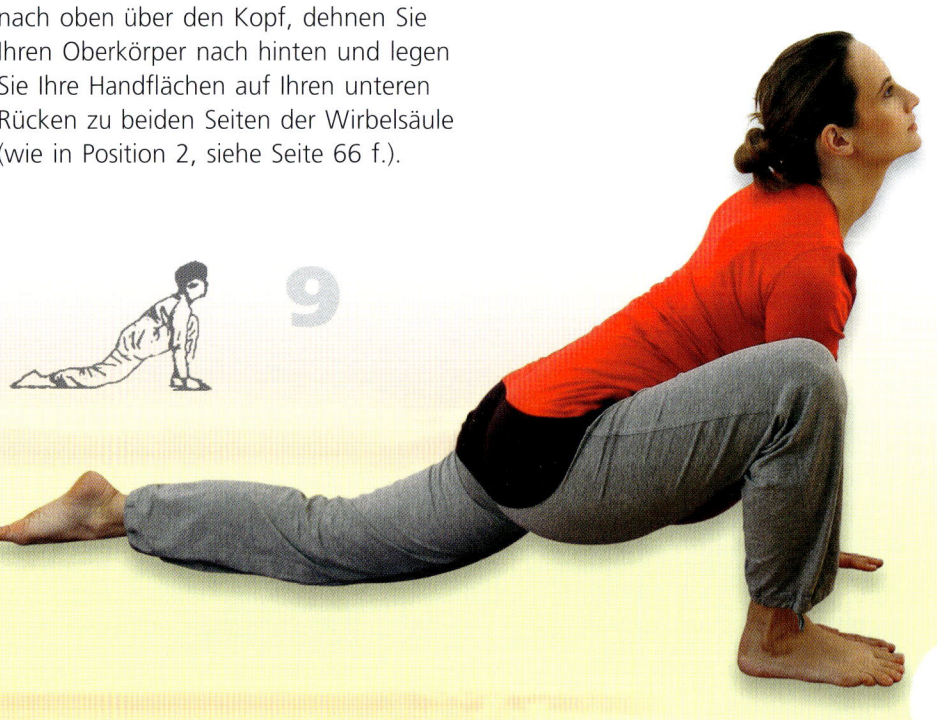

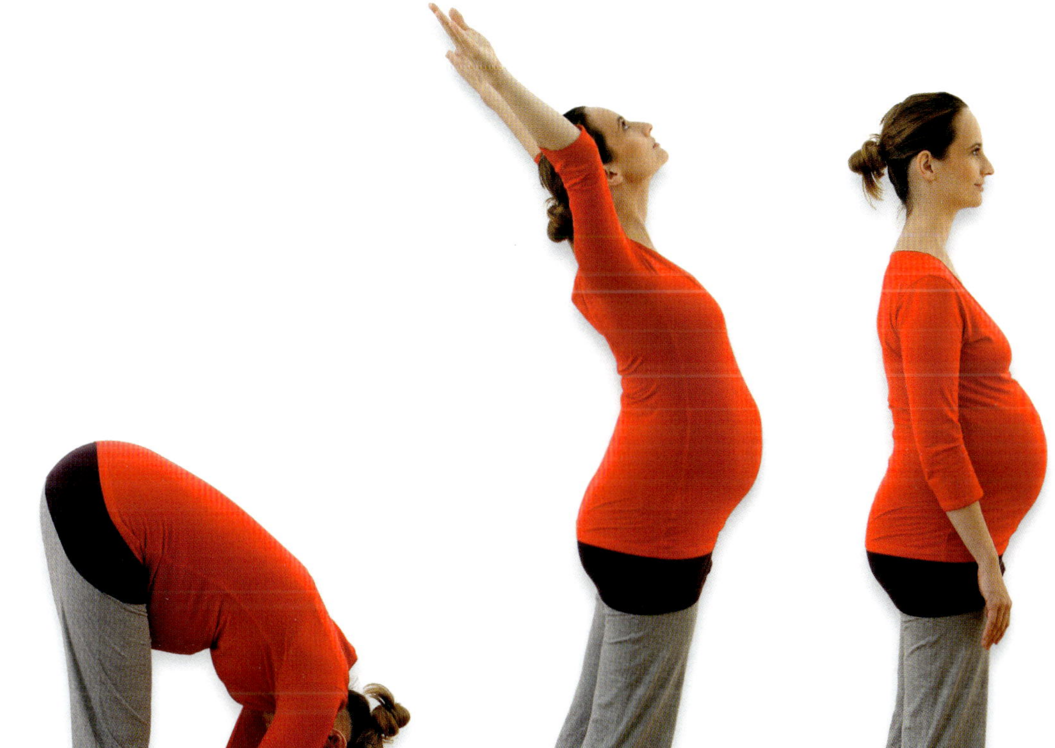

10

11

12

Danach legen Sie sich in Ihre Entspannungslage und lassen Ihren Atem zuerst einmal frei fließen. Wenn der Atem ruhiger geworden ist, beginnen Sie, den Atem wieder bewusst zu führen.

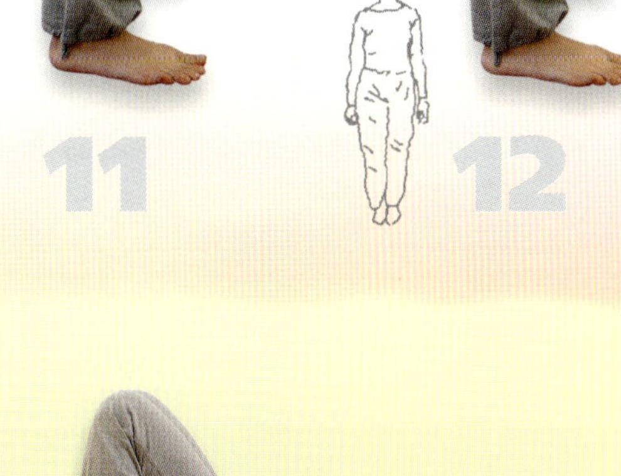

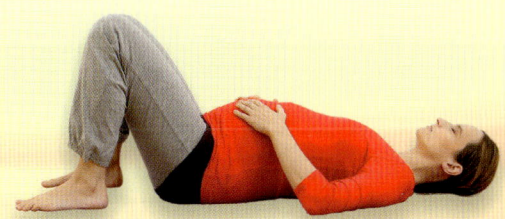

Übergang von Position 2 zu Position 3

Aus Position 2 (2. Foto) führen Sie Ihre Arme mit dem Einatmen in einer großen Bewegung vor Ihrem Körper nach oben, bis über den Kopf. Führen Sie Ihre Arme dann weiter nach hinten und in einer ausladenden Bewegung nach unten und legen Sie Ihre Handflächen auf Ihren unteren Rücken zu beiden Seiten der Wirbelsäule. Das Becken wird dabei ein wenig nach vorn gedrückt.

Mit dem Ausatmen führen Sie die Arme in einer großen, fließenden Bewegung hinter Ihrem Körper wieder zurück bis über den Kopf. Dann beugen Sie sich mit geradem Oberkörper aus den Hüftgelenken nach vorn und stellen Ihre Hände zwischen den Beinen auf dem Boden auf (Position 3, letztes Foto).

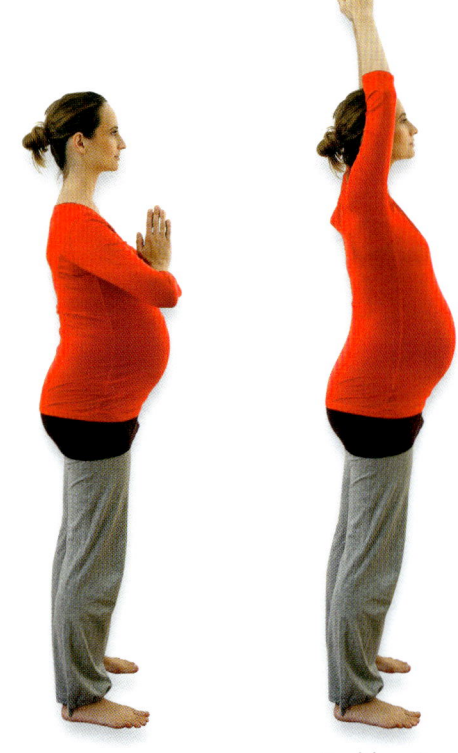

Position 2

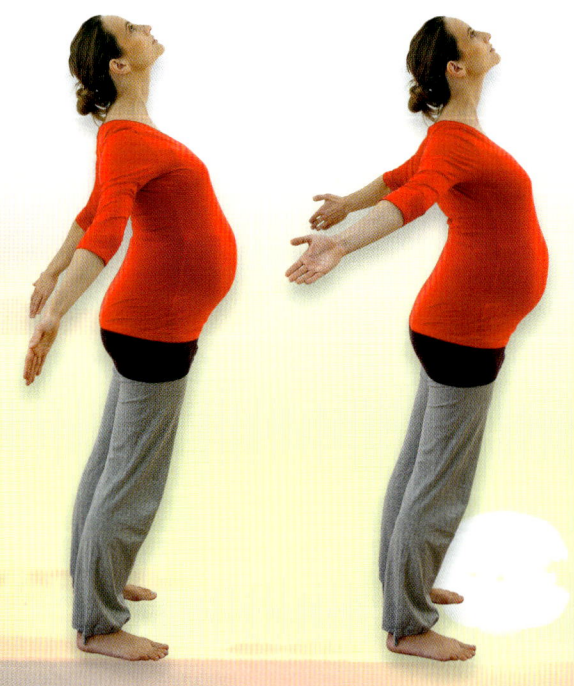

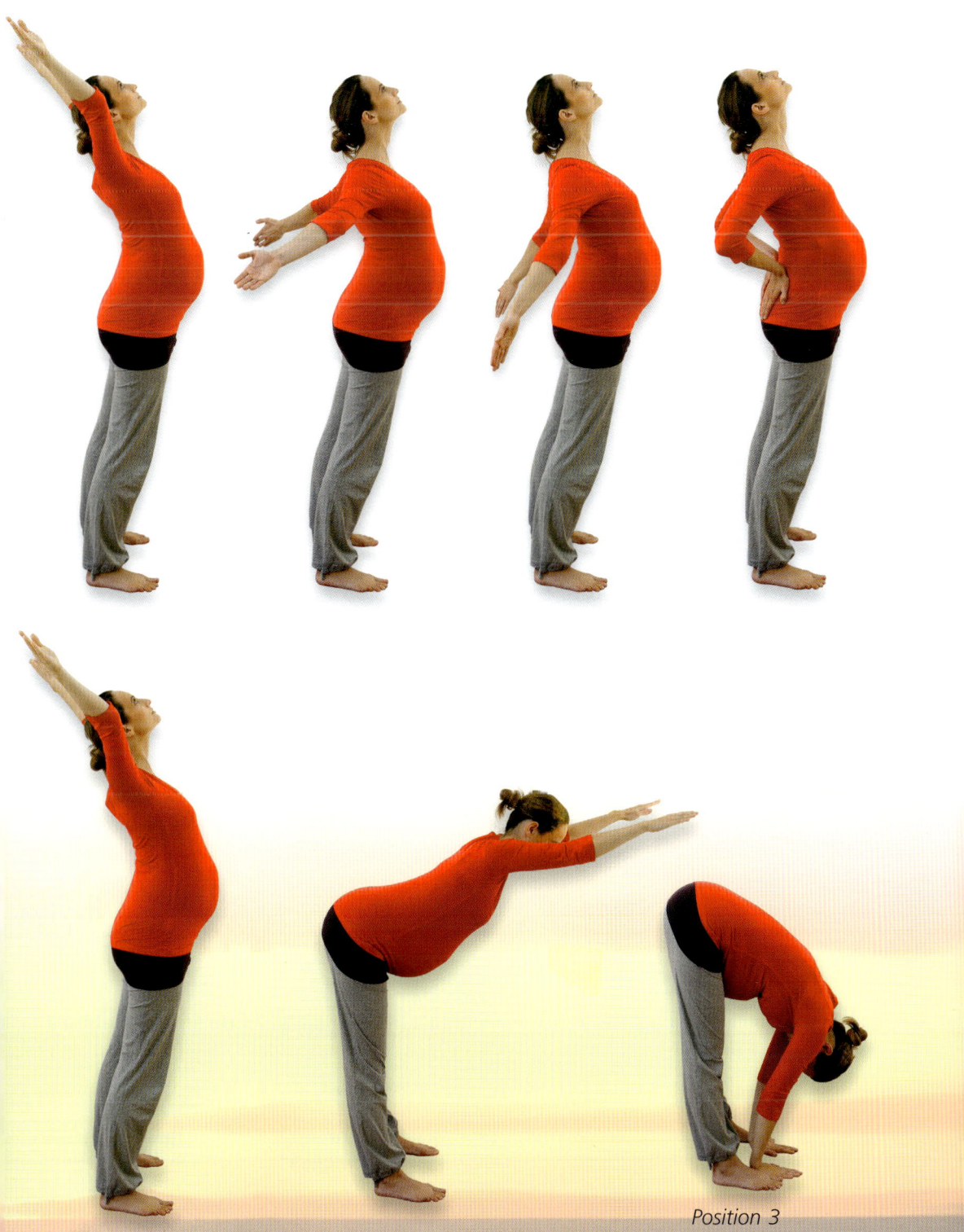

Position 3

Einfache Dehnübungen

Beinübungen in Rückenlage

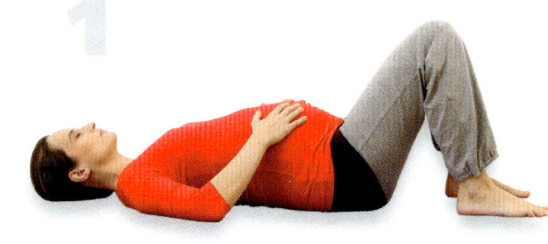

Ein Bein dehnen

1 Sie liegen auf dem Rücken und ziehen die Beine an. Stellen Sie die Füße in hüftbreitem Abstand auf.

2 Legen Sie die Arme neben den Körper, die Handflächen zeigen zum Boden. Strecken Sie das rechte Bein aus und ziehen Sie die Zehen an, sodass sie in Richtung Körper zeigen.

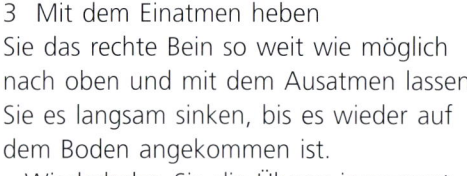

3 Mit dem Einatmen heben Sie das rechte Bein so weit wie möglich nach oben und mit dem Ausatmen lassen Sie es langsam sinken, bis es wieder auf dem Boden angekommen ist.

Wiederholen Sie die Übung insgesamt 5-mal. Danach dehnen Sie Ihr linkes Bein auf dieselbe Weise.

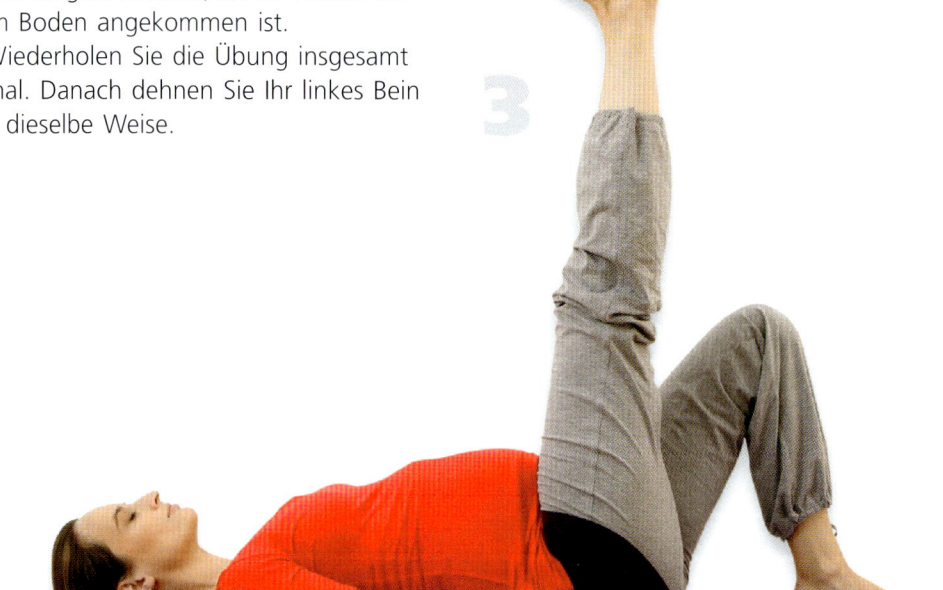

Beide Beine in der Grätsche dehnen

Gehen Sie wieder in die Ausgangsposition, ziehen Sie die Knie ein Stück zu Ihrem Körper und strecken Sie dann beide Beine nach oben aus. Lassen Sie Ihre Beine nun zu beiden Seiten nach außen sinken. Legen Sie Ihre Hände auf die Innenseiten der Oberschenkel. Nehmen Sie wahr, wie die Beine mit ihrem eigenen Gewicht immer ein kleines Stückchen weiter nach außen sinken.

Halten Sie diese Position 3 Atemzüge lang.

Lassen Sie Ihre Füße nun in der weiten Grätsche zuerst in die eine Richtung und dann in die andere Richtung kreisen, um die Fußgelenke zu lockern.

Lösen Sie nun die Stellung auf: Schließen Sie Ihre Beine wieder, winkeln Sie sie an und stellen Sie Ihre Füße auf dem Boden ab.

Legen Sie sich in eine bequeme Entspannungsposition.

> **HINWEIS:**
> Diese Dehnübungen können wahlweise praktiziert werden. Suchen Sie sich einige Übungen aus, die Ihnen guttun.

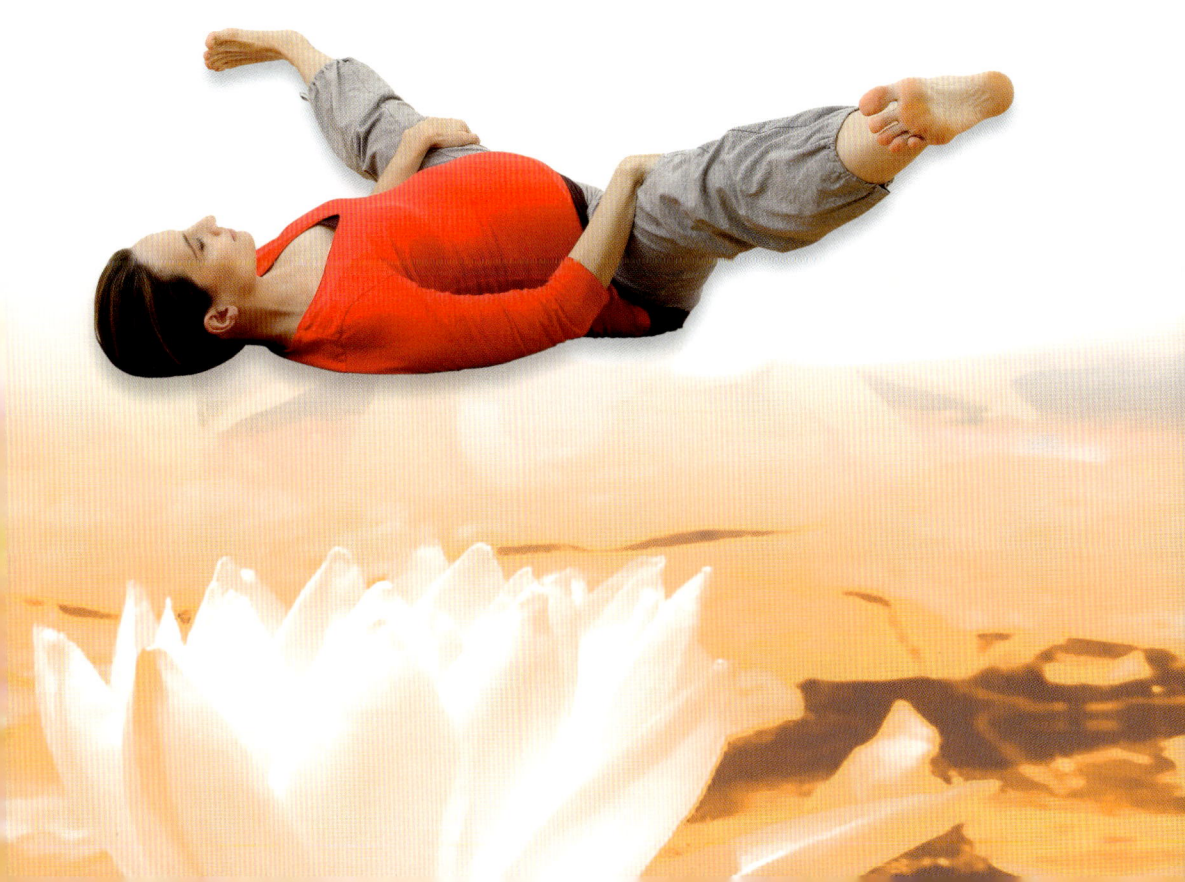

Beinübung in Seitenlage

1 Legen Sie sich mit gestreckten Beinen auf Ihre linke Seite. Das rechte Bein ruht auf dem linken. Strecken Sie den linken Arm auf der Unterlage über ihrem Kopf aus und legen Sie den Kopf auf dem Arm ab. Die rechte Hand setzen Sie in Höhe Ihrer Brust als Stütze vor sich auf dem Boden auf.

2 Während Sie einatmen, heben Sie langsam das rechte Bein und lassen es beim Ausatmen ebenso langsam wieder sinken.

Wiederholen Sie diese Übung insgesamt 5-mal. Kommen Sie dann über den Rücken auf die andere Seite und machen Sie dieselbe Übung 5-mal mit Ihrem linken Bein.

WIRKUNG:
Die Beinübungen sind vorbereitende Übungen: Sie lösen Spannungen in den Beinen und in den Hüftgelenken, stärken die Hüftgelenke und den unteren Rücken, massieren die Verdauungsorgane und regen den Kreislauf an.

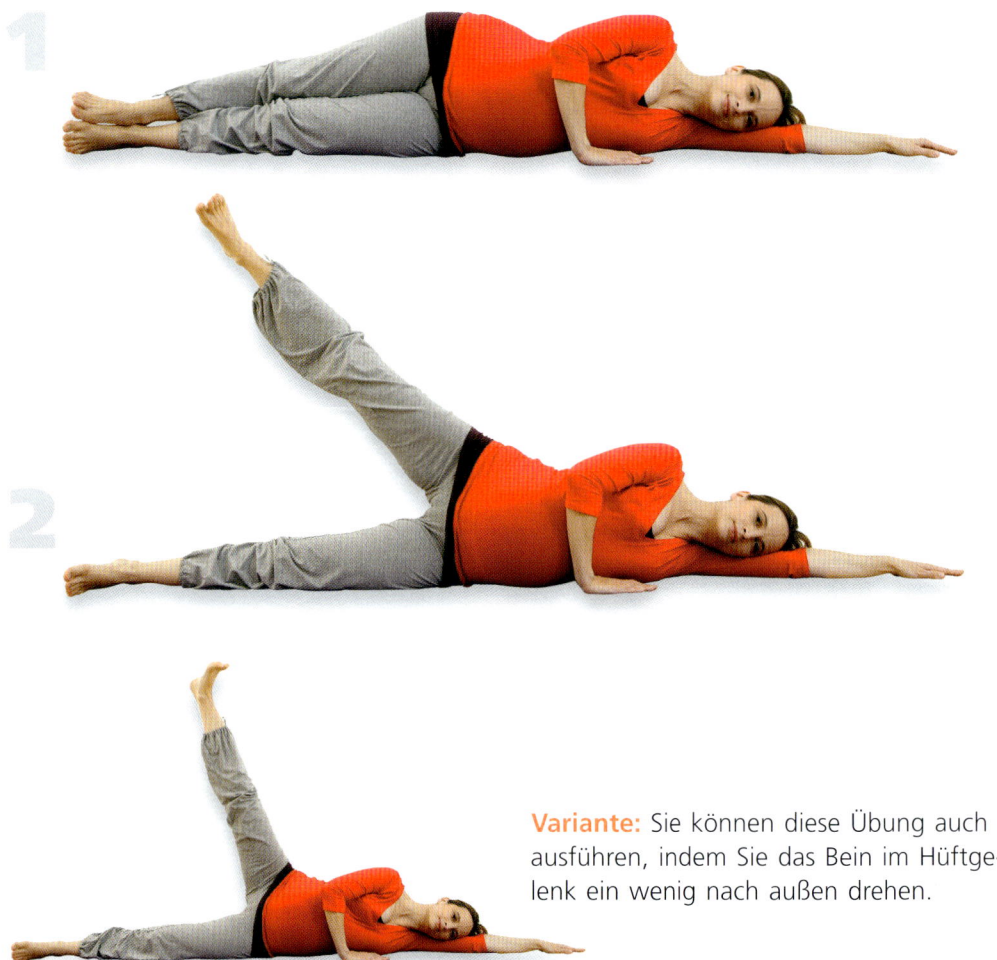

Variante: Sie können diese Übung auch ausführen, indem Sie das Bein im Hüftgelenk ein wenig nach außen drehen.

Leichte Drehung der Wirbelsäule in Rückenlage

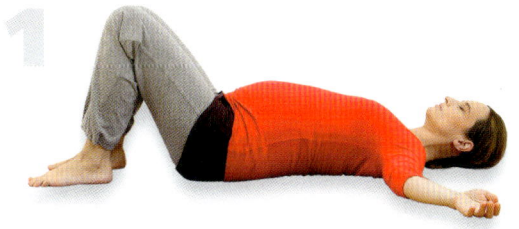

1 Legen Sie sich auf den Rücken, breiten Sie Ihre Arme zu beiden Seiten aus. Die Handflächen zeigen nach oben. Winkeln Sie die Beine an und schließen Sie sie, die Füße stehen unter den Knien auf den Boden.

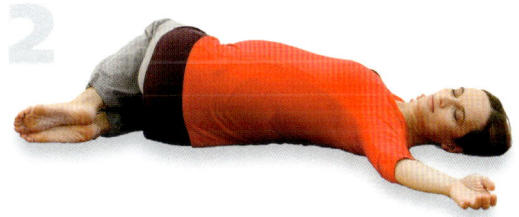

2 Lassen Sie nun beide Knie gleichzeitig nach rechts sinken und drehen Sie den Kopf nach links. Beide Schultern halten den Kontakt zum Boden. Die linke Seite des Beckens hebt sich dabei ein wenig an.
 Halten Sie diese Position 3 Atemzüge lang.

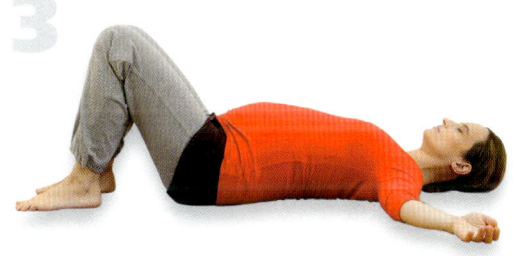

3 Kommen Sie langsam zurück zur Mitte.

4 Führen Sie die Übung zur anderen Seite aus. Achten Sie darauf, über den gesamten Rücken zu rollen und den Kopf in die andere Richtung zu drehen.
 Halten Sie diese Position 3 Atemzüge lang.

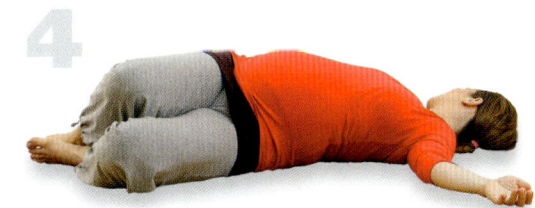

5 Kommen Sie dann wieder langsam zurück zur Mitte.

Üben Sie diesen gesamten Ablauf 2-mal zu jeder Seite.

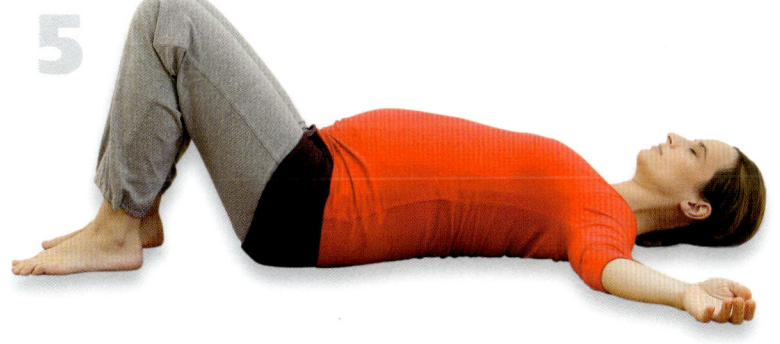

Drehung der Wirbelsäule – Die Krokodilübung

1 Sie liegen ausgestreckt auf dem Rücken, winkeln das rechte Bein an und setzen den rechten Fuß auf das linke Knie. Nun lassen Sie das rechte Knie langsam so weit wie möglich zur linken Seite in Richtung Boden sinken. Den Kopf drehen Sie dabei nach rechts. Ihr rechter Arm liegt zur Seite ausgestreckt auf dem Boden, die Handfläche zeigt nach oben. Legen Sie die linke Hand außen auf Ihr rechtes Knie und geben Sie ein wenig Druck, sodass Ihr Knie mit dem Ausatmen immer ein bisschen weiter in Richtung Boden sinken kann. Beide Schultern bleiben dabei auf dem Boden liegen.

Gehen Sie nur so weit in die Übung hinein, wie Ihnen die Dehnung angenehm ist. Achten Sie darauf, dass Ihr Bauch genügend Platz hat. Halten Sie diese Position 3 bis 5 Atemzüge lang.

2 Führen Sie die Übung danach zur anderen Seite aus.

WIRKUNG:
Die Drehung der Wirbelsäule lindert Beschwerden im Rücken, besonders im Bereich der Lendenwirbelsäule; sie beugt Ischias- und Bandscheibenproblemen vor, stärkt die Rückenmuskulatur und hält sie elastisch und massiert die Organe des Bauchraums, die dadurch besser durchblutet werden.

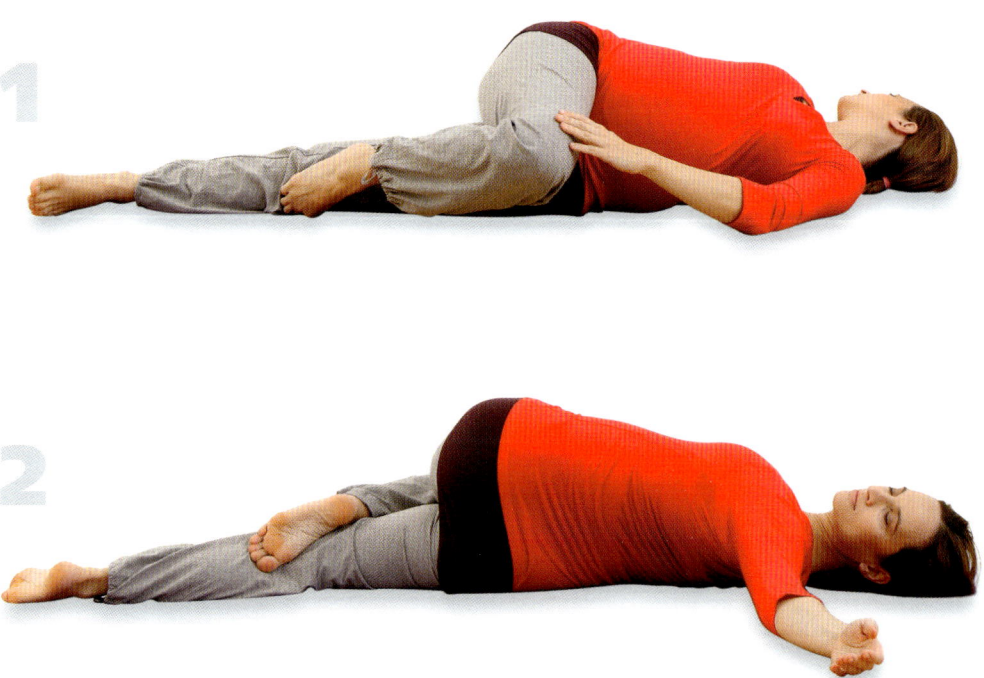

Beindehnung an der Wand

Sie stehen vor der Wand und legen Ihre
Hände, Ellenbogen und Unterarme über
Ihrem Kopf an die Wand. Machen Sie mit
Ihrem linken Bein einen großen Schritt
nach hinten – so weit, dass die Fußsohle
noch Bodenkontakt hat und Sie eine angenehme Dehnung in der Rückseite Ihres
Beines wahrnehmen. Winkeln Sie das
rechte Bein leicht an.

Halten Sie diese Position 3 Atemzüge
lang und wiederholen Sie die Dehnung
dann mit dem rechten Bein.

WIRKUNG:
Löst Verspannungen in Beinen, Armen
und Schultern, dehnt die Hüftgelenke

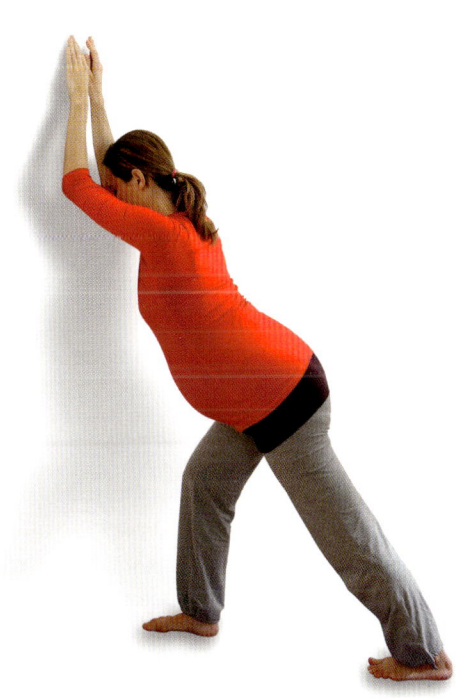

Die Gas lösende Position

Legen Sie sich ausgestreckt auf den
Rücken. Winkeln Sie das rechte Bein an,
umfassen Sie das Knie mit beiden Händen
und ziehen es seitlich neben dem Körper
so nah wie möglich zu sich heran. Ihr
Bauch sollte bei dieser Übung nicht eingeengt werden, gegebenenfalls müssen Sie
Ihr Knie ein bisschen weiter seitlich von
sich wegbewegen.

Halten Sie diese Position 3 Atemzüge
lang und machen Sie die Übung dann mit
Ihrem linken Bein.

WIRKUNG:
Löst Verspannungen im unteren Rücken,
massiert den Darm und befreit von ver-
steckten Blähungen.

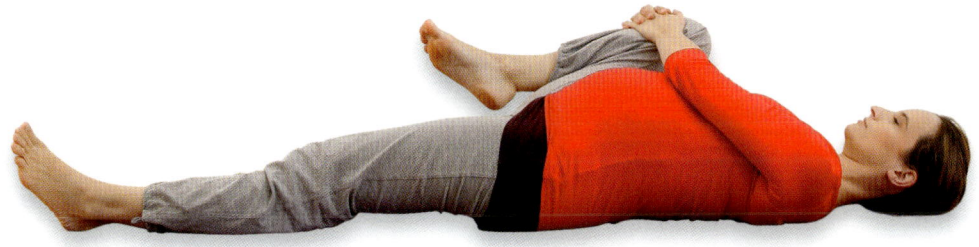

Die 12 *Asanas*

Die abgewandelten Grundpositionen für Schwangere – im Überblick

Der Kopfstand – *Sirshasana*
Abwandlung des Kopfstands:
Umgekehrtes „V"

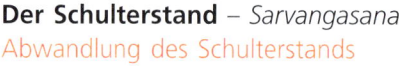

Kommen Sie in eine Position, in der Ihr
Gesäß nach oben zeigt. Arme und Beine
sind gestreckt (umgekehrtes „V"). Bringen
Sie ein Bein gestreckt nach oben.

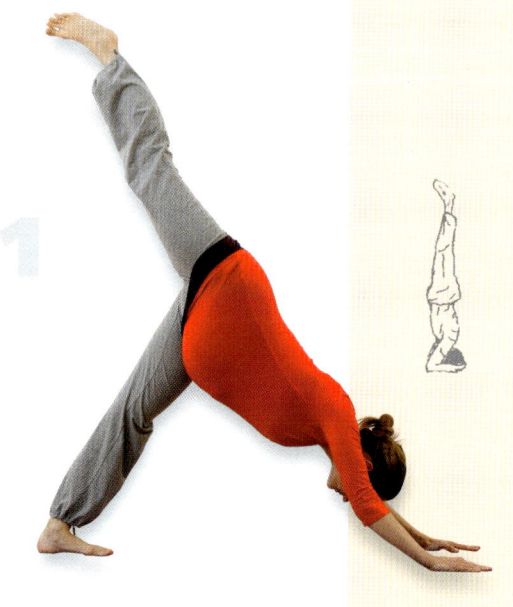

Der Schulterstand – *Sarvangasana*
Abwandlung des Schulterstands

In dieser Umkehrposition stützen
Sie sich an der Wand ab, das entlastet
Ihren Bauch. Mit den Händen
unterstützen Sie das Becken.

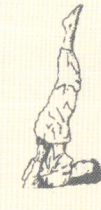

> **HINWEIS:**
> *Grafische Darstellungen:*
> klassische Form
> *Fotos:* Abwandlung für
> Schwangere

Der Pflug – *Halasana*
Abwandlung des Pflugs

Mit den Beinen gehen Sie
in eine leichte Grätsche.
Die Hände unterstützen
den Rücken.

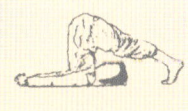

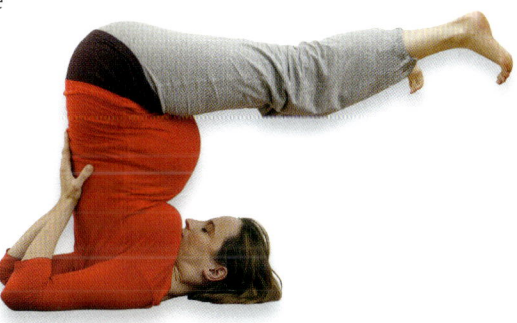

Die Brücke – *Sethu Bandhasana*
Abwandlung der Brücke

3

Die Brücke wird fließend ausgeführt,
nicht statisch gehalten.

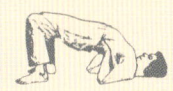

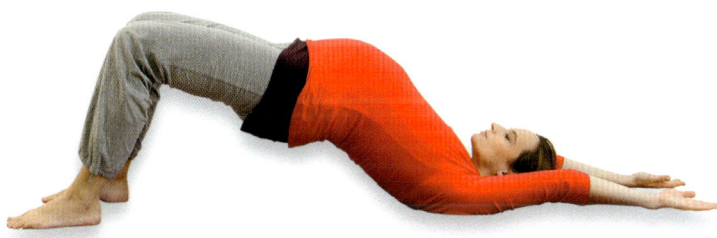

Der Fisch – *Matsyasana*
Abwandlung des Fischs (keine)

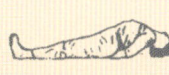

4

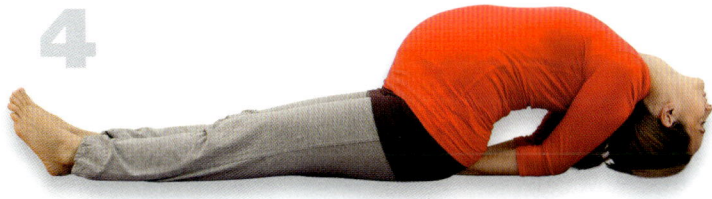

Die Vorwärtsbeuge im Sitzen – *Paschimothanasana*
Abwandlung der Vorwärtsbeuge im Sitzen

Bringen Sie Ihre Beine in eine leichte
Grätsche. Ihr Rücken bleibt gerade
und der Kopf wird in Verlängerung
der Wirbelsäule gehalten.

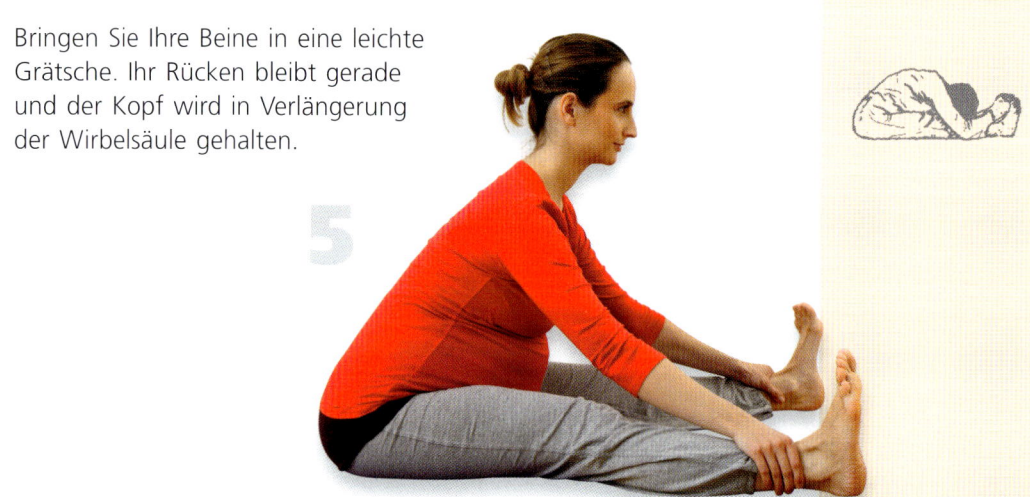

Die Kobra – *Bhujangasana*
Abwandlung der Kobra:
Das Kamel

In der Schwangerschaft werden
grundsätzlich keine Positionen in
Bauchlage praktiziert!
   Anstelle der Kobra üben Sie
das Kamel.

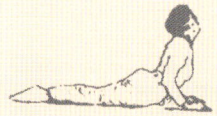

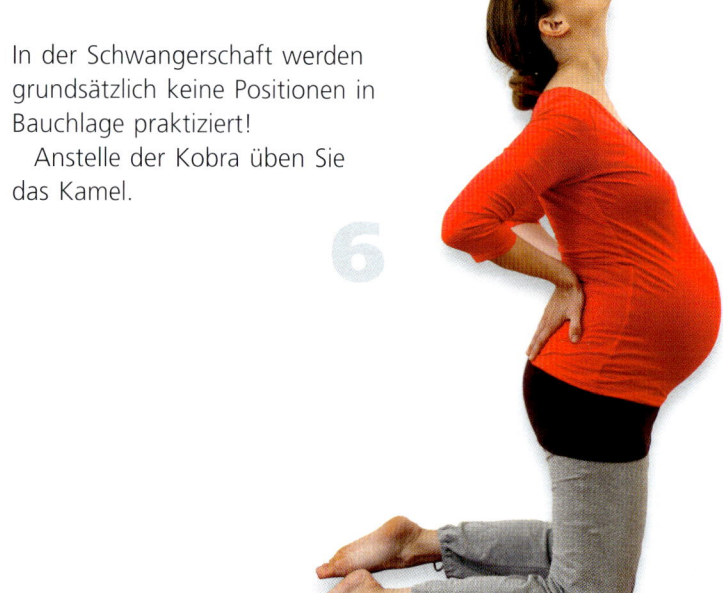

Die Heuschrecke – *Salabhasana*
Abwandlung der Heuschrecke: Die Katze

In der Schwangerschaft werden grundsätzlich keine Positionen in Bauchlage
praktiziert!
   Anstelle der Heuschrecke üben Sie
die Katze.

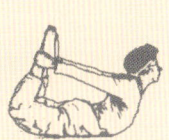

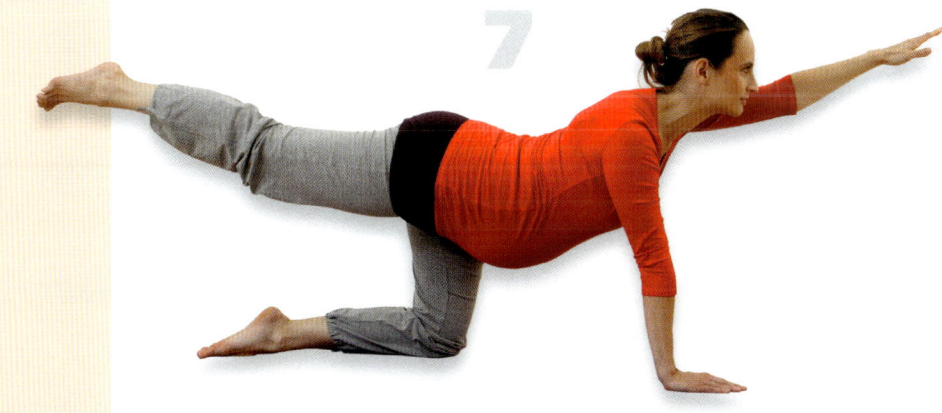

Der Bogen – *Dhanurasana*
Abwandlung des Bogens:
Der Halbmond

In der Schwangerschaft werden
grundsätzlich keine Positionen in
Bauchlage praktiziert!
   Anstelle des Bogens üben Sie
den Halbmond.

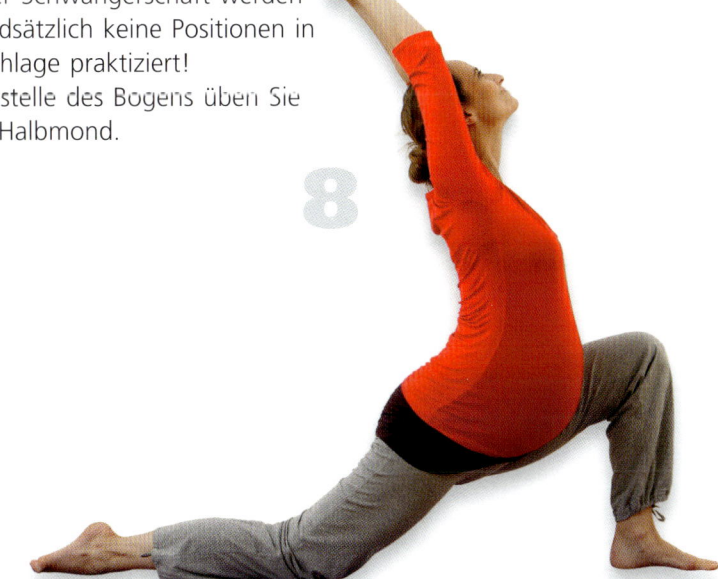

Der halbe Drehsitz – *Ardha Matsyendrasana*
Abwandlung des halben Drehsitzes

Die Drehung wird im Schneidersitz
durchgeführt.

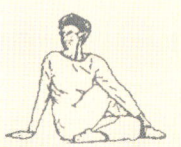

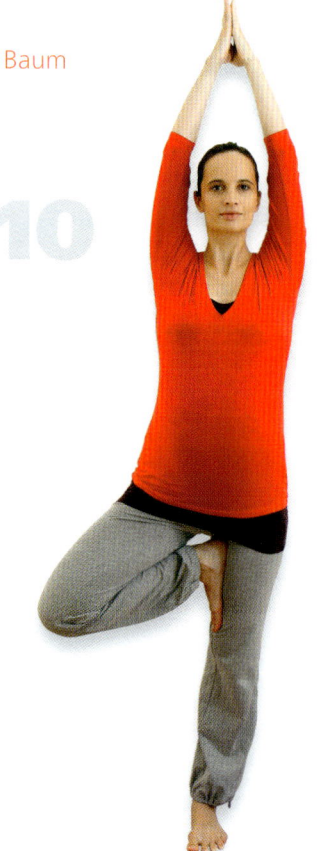

Die Krähe – *Kakasana*
Abwandlung der Krähe: Der Baum

Anstelle der Krähe wird der
Baum praktiziert.

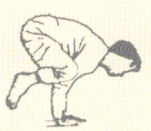

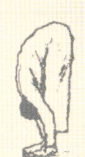

Die Vorwärtsbeuge im Stehen – *Pada Hastasana*
Abwandlung der Vorwärtsbeuge im Stehen

Ihre Füße stehen mehr als schulterbreit
auseinander und Sie legen die Hände
entweder auf Ihren Beinen ab oder
Sie stellen sie auf dem Boden
zwischen Ihren Füßen auf.
  Lassen Sie den Kopf hängen.

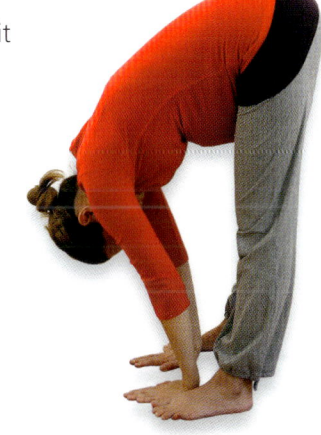

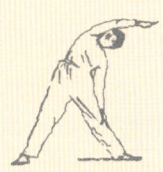

Das Dreieck – *Trikonasana*
Abwandlung des Dreiecks (keine)

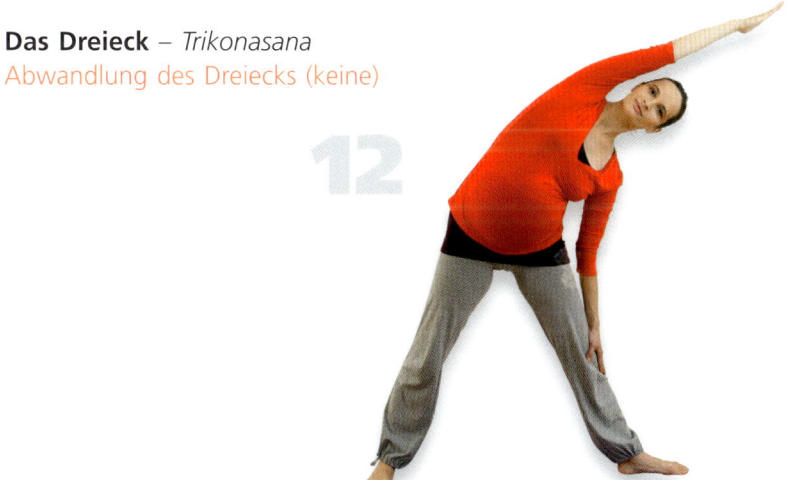

Entspannungslage – *Savasana*
Abwandlung Entspannungslage (keine)

Verschiedene Entspannungslagen siehe
Seite 35.

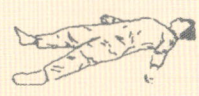

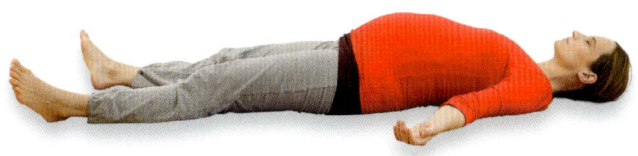

1. **Der Kopfstand** – *Sirshasana*

Abgewandelte Grundposition:
Umgekehrtes „V"

1 Nachdem Sie sich in der Stellung des Kindes entspannt haben, kommen Sie in den Vierfüßlerstand. Heben Sie Ihr Gesäß nach oben und strecken Sie Arme und Beine, ohne mit den Füßen nach hinten auszuweichen. Das Gesäß zeigt nach oben. Die Position entspricht einem umgekehrten „V".
 Halten Sie die Position 3 Atemzüge lang.

2 Heben Sie das gestreckte rechte Bein so weit wie möglich an und winkeln Sie es im Knie an. Der Oberschenkel ist in Verlängerung des Rückens, der Fuß befindet sich in gerader Linie über dem Gesäß.
 Halten Sie die Position 3 Atemzüge lang.

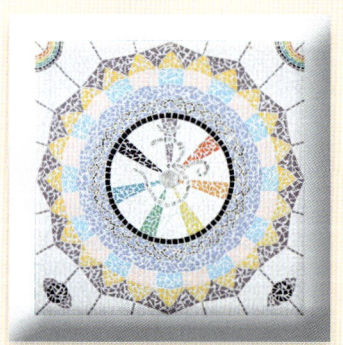
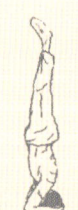

Kronenzentrum – Sahasrara-Chakra

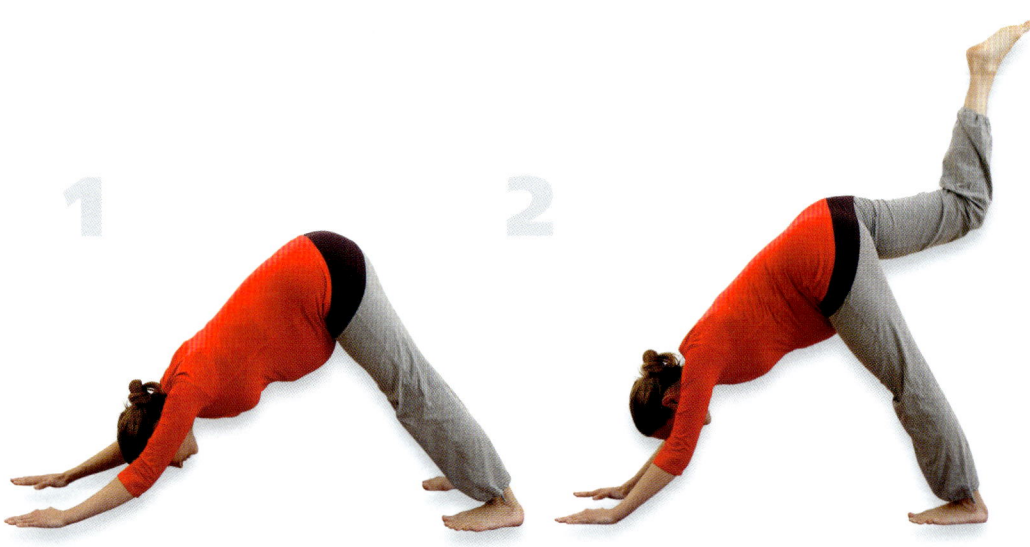

3 Bringen Sie das rechte Bein langsam wieder zum Boden und stellen Sie den rechten Fuß neben dem linken auf dem Boden ab.

Halten Sie die Position des umgekehrten „V" noch einmal 3 Atemzüge lang. Anschließend wiederholen Sie die Übung mit Ihrem linken Bein.

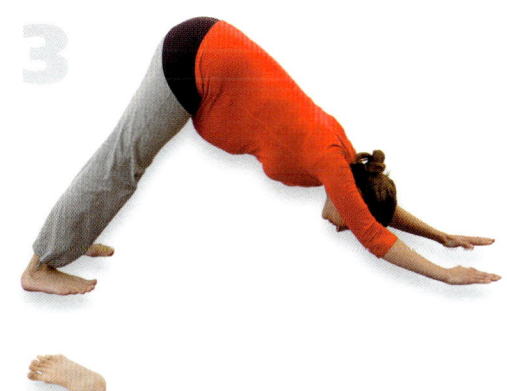

Variante: Wenn Ihnen diese Version des umgekehrten „V" leichtfällt, können Sie das obere Bein auch in Verlängerung des Rückens ausgestreckt halten, die Zehen zeigen nach oben.

Üben Sie die Stellung ebenfalls zuerst mit dem rechten, dann mit dem linken Bein. Halten Sie jede Position 3 Atemzüge lang und lösen Sie sie dann langsam auf.

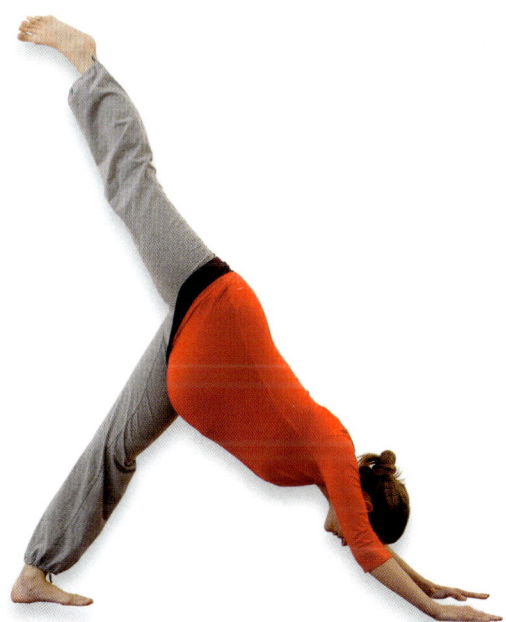

4 Entspannen Sie sich anschließend 5 bis 8 Atemzüge lang in der Stellung des Kindes und legen sich dann in Ihre Entspannungslage.

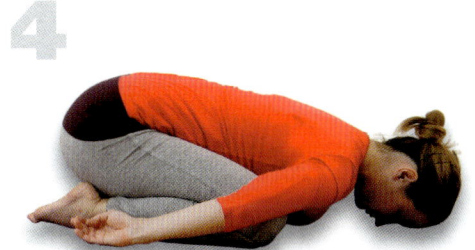

HINWEIS:
Es müssen nicht alle Stellungen geübt werden. Wählen Sie die für Sie passende(n) Position(en) aus. Wenn es Ihnen genügt, ein paar Atemzüge lang die Position des umgekehrten „V" zu halten, üben Sie einfach nur diese Stellung.

WIRKUNG:
Umkehrstellungen fördern die Blutzufuhr zum Gehirn, wodurch die dort angesammelten Giftstoffe ausgeschwemmt werden. Das Denkvermögen und die Konzentration werden durch die bessere Durchblutung dieses Organs gesteigert. Das Herz wird entlastet, da die Schwerkraft den Rückstrom des venösen Blutes zum Herzen unterstützt. Umkehrstellungen sind eine Art Urlaub für die inneren Organe, die in dieser Position eine Entlastung erfahren, und lindern durch Krampfadern verursachte Beschwerden. Außerdem werden viele Nerven- und Drüsenstörungen geheilt, besonders solche, die mit dem Fortpflanzungssystem zusammenhängen.

Chakra: Kronenzentrum – *Sahasrara-Chakra*
Tugend: Mut
Drüsen: Hypophyse (regulierende Meisterdrüse)

ACHTUNG:
In der späten Schwangerschaft (8. bis 9. Monat)

• sollten Sie keine Umkehrpositionen üben, wenn das Kind bereits mit dem Köpfchen nach unten zum Geburtskanal hin liegt. Diese Stellungen könnten dazu führen, dass das Kind sich dreht;

• können Umkehrpositionen bei Steißlage eine Drehung begünstigen.

Variante: Für geübte Frauen in der frühen Schwangerschaft

Schritt für Schritt in den Kopfstand – *Sirshasana*

Kommen Sie Schritt für Schritt in die Position hinein und halten Sie diese so lange, wie es Ihnen angenehm ist. Lösen Sie sie dann langsam auf.

1 Ausgangsposition: Entspannen Sie sich zuerst in der Position des Kindes. In dieser Position berühren sich Ihre Fußinnenseiten, Ihre Knie sind geöffnet und lassen so Platz für den Bauch.

2 Heben Sie Ihren Kopf, umfassen Sie Ihre Ellbogen mit den Händen, legen Sie Ihre Arme etwa 20 Zentimeter vor Ihren Knien ab. Falten Sie Ihre Hände, ohne die Position der Ellbogen zu verändern. Unterarme und Hände bilden ein Dreieck, das Ihnen als stabiles Fundament dienen wird.

3 Kommen Sie mit dem Gesäß nach oben und legen Sie den Kopf in Ihre Hände. Ihr Scheitel berührt den Boden. Die Knie sind nicht geschlossen, sie lassen genug Platz für Ihren Bauch.

HINWEIS:
Wenn Sie vor Ihrer Schwangerschaft ganz sicher im Kopfstand stehen konnten, ist der klassische Kopfstand auch jetzt kein Problem für Sie. Da sich der Körperschwerpunkt in der Schwangerschaft verschiebt, wird diese Übung als sehr entlastend empfunden. Achten Sie dennoch immer auf die Signale Ihres Körpers, um zu erkennen, ab wann Sie den klassischen Kopfstand durch die abgewandelte Grundposition ersetzen sollten.

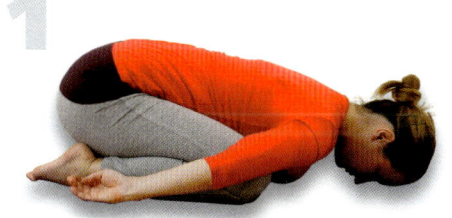

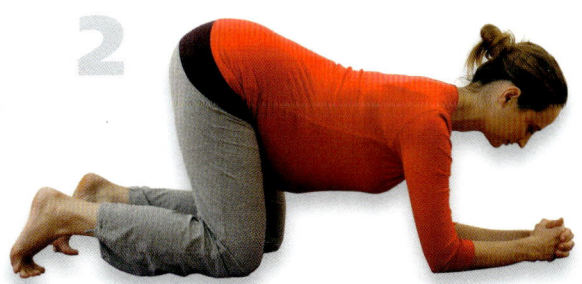

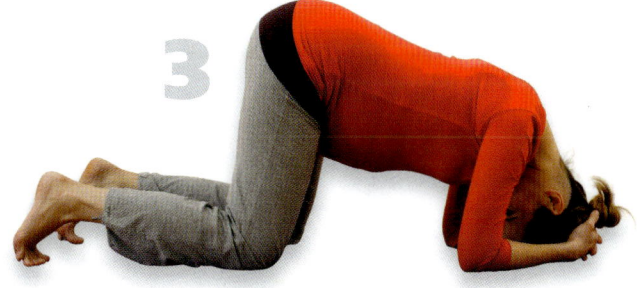

4 Heben Sie Ihre Knie von der Matte ab und strecken Sie Ihre Beine, das Gesäß zeigt nach oben. Ihr Rücken bleibt dabei gerade.

5 Wandern Sie mit gestreckten Beinen in Richtung Kopf, bis Ihr Rücken senkrecht steht. Halten Sie Ihren Rücken in Spannung. Lösen Sie langsam einen Fuß nach dem anderen vom Boden.

6 Sie stehen jetzt auf Unterarmen und Händen. Finden Sie in Ihr Gleichgewicht und halten Sie es. Beugen Sie die Knie und ziehen Sie Ihre Beine aus der Kraft des unteren Rückens nach oben und zum Körper heran.

VORSICHT!
Bei Bluthochdruck, Augenüberdruck, Bandscheibenvorfall und Problemen mit der Halswirbelsäule nicht in den Kopfstand gehen.

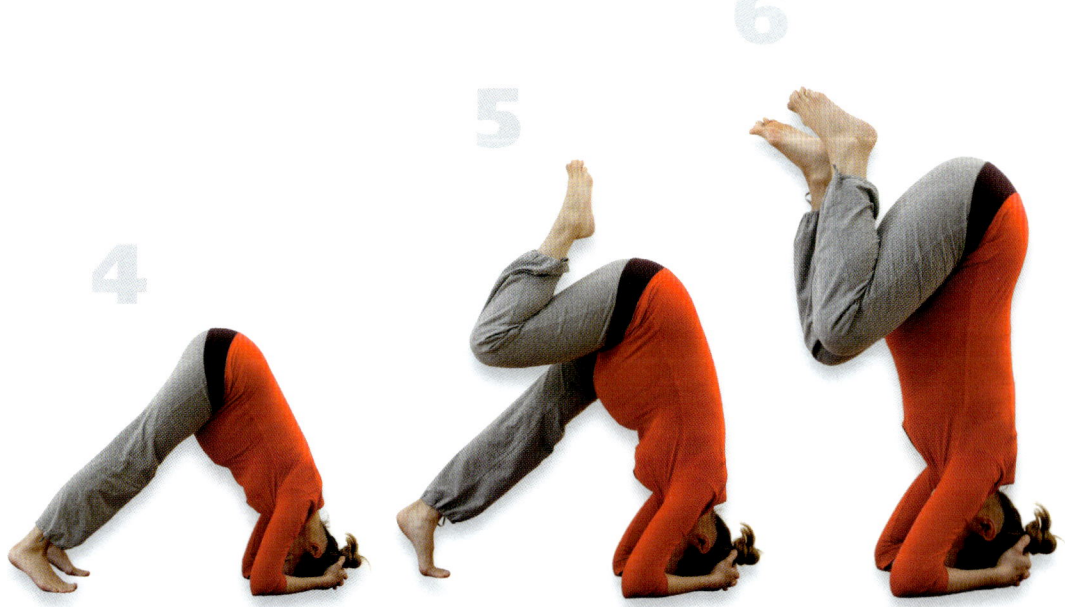

7 Halten Sie das Dreieck aus Unterarmen und Händen fest in den Boden gedrückt. Finden Sie in dieser Position Ihren Körperschwerpunkt, der im unteren Rücken liegt. Heben Sie langsam Ihre Knie, bis Oberschenkel und Rücken eine Linie bilden. Ihre Füße befinden sich jetzt hinter Ihrem Körper.

8 Strecken Sie Ihre Beine langsam nach oben aus. Drücken Sie die Ellenbogen fest in den Boden und ziehen Sie Ihre

Schultern von den Ohren weg. Schließen Sie Ihre Augen und konzentrieren Sie sich auf Ihren Atem.

9 *Der Kopfstand*
   Halten Sie die Stellung 1 bis 2 Minuten lang oder so lange, wie es Ihnen angenehm ist.

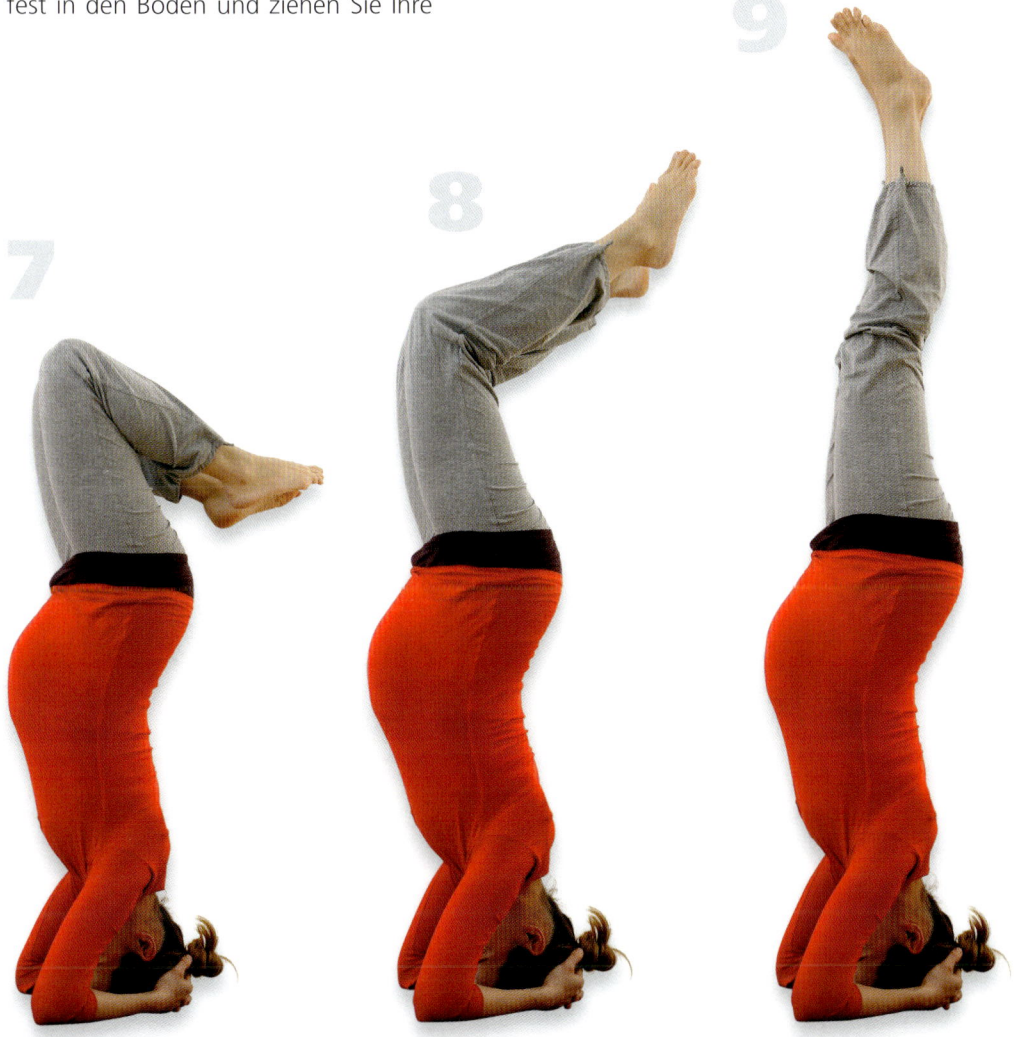

Wenn Sie ganz sicher im Kopfstand stehen, können Sie die folgenden Varianten üben:

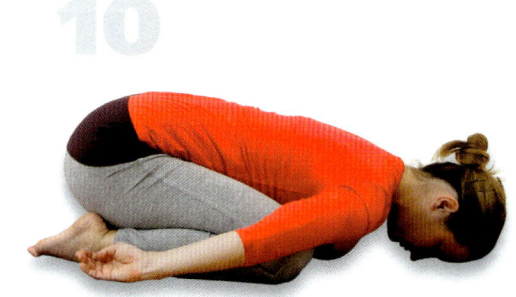

• Der Spagat: Beide Beine in eine breite Grätsche bringen.

• Die Beinschere: Ein Bein nach vorn und das andere nach hinten sinken lassen. Wechseln Sie auch hier die Seite.

• Der Schmetterling: Die Knie zu beiden Seiten sinken lassen und die Fußsohlen sanft aneinanderlegen.

Entspannen Sie sich in der Position des Kindes.

Variante:
Der Skorpion an der Wand

Aus dem Kopfstand kommen Sie in den Skorpion (an der Wand), indem Sie die Hände auf dem Boden ablegen und Ihren Oberkörper nach hinten dehnen und das Becken nach vorn drücken. Lassen Sie Ihre Beine dabei langsam nach hinten sinken, bis Ihre Fußsohlen die Wand berühren.

Halten Sie diese Position 3 Atemzüge lang und lösen Sie sie dann langsam auf.

> **ACHTUNG!**
> Üben Sie den Skorpion stets an der Wand, um Unfälle zu vermeiden.

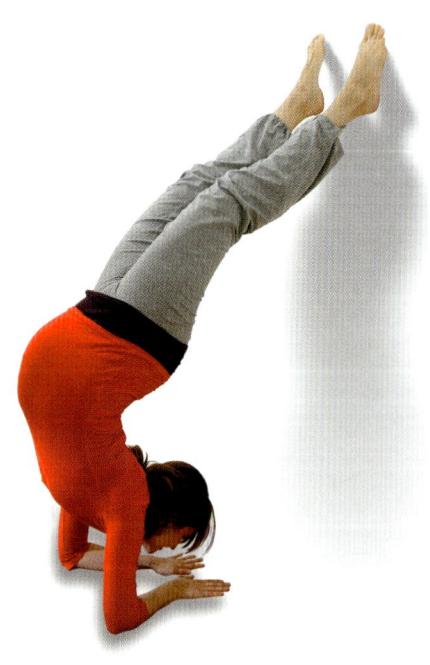

2. **Der Schulterstand** – *Sarvangasana*

Abgewandelte Grundposition

1 Ausgangsposition: Ihr Oberkörper und Ihr Gesäß liegen auf einer zusammengefalteten Decke und Sie lehnen die Beine an eine Wand. Achten Sie darauf, dass die Decke etwa mit Ihren Schultern abschließt.

2 Lassen Sie Ihre Füße nun langsam an der Wand nach oben laufen. Geben Sie Ihrem Rücken mit den Händen Halt. Achten Sie darauf, dass Nacken und Kopf in einer Linie sind.
   Wenn Sie sich wohlfühlen, schließen Sie die Augen und halten die Position 5 bis 10 Atemzüge lang. Lösen Sie sie dann langsam auf.

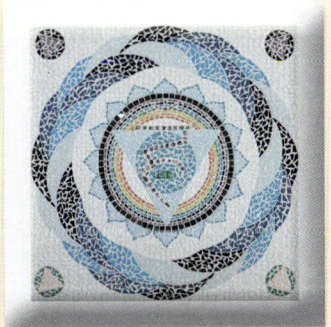
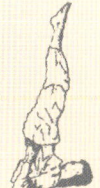

Kehlzentrum – Vishuddha-Chakra

VORSICHT!
Bei Bluthochdruck, Augenüberdruck, Bandscheibenvorfall und Problemen mit der Halswirbelsäule sollten Sie diese Position höchstens 3 Atemzüge lang halten oder in der Ausgangsposition bleiben.

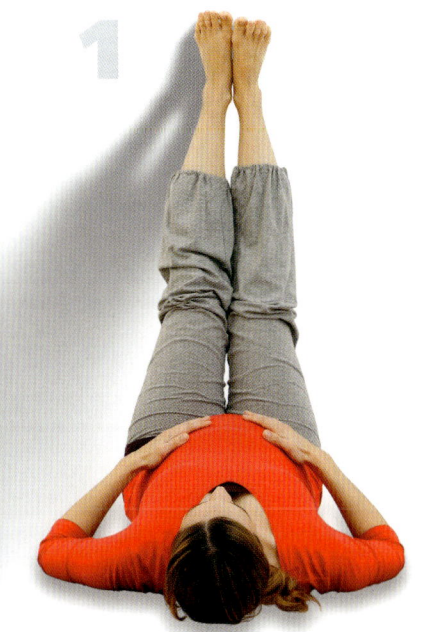

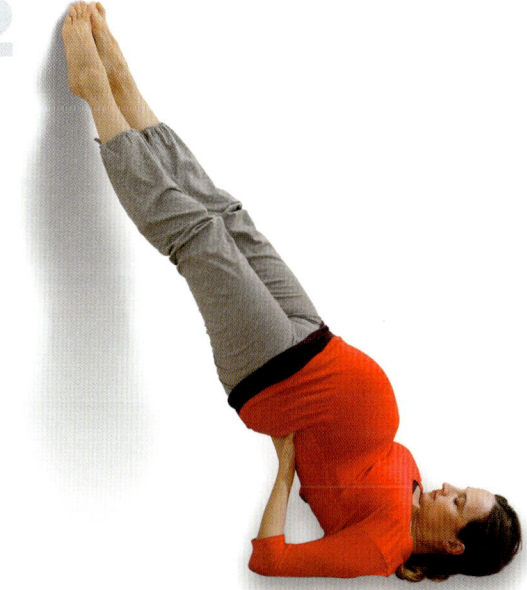

WIRKUNG:

Die Umkehrstellung entlastet Ihre Beine, was Krampfadern vorbeugt; Becken, Beckenboden und Bauch werden gut durchblutet. Der Kinnverschluss – das zum Brustbein angezogene Kinn – massiert die Schilddrüse und beugt Unter- oder Überfunktion vor. Diese Position lässt Sie tief in den Bauch hineinatmen (Zwerchfellatmung). Außerdem wird der Nacken gedehnt, die Schultern werden massiert und Senkungen der Beckenorgane wird vorgebeugt. Der Schulterstand wirkt beruhigend auf das Nervensystem, hilft bei Schlaflosigkeit, unterstützt die Verdauung, hilft dem Körper, sich von Giften zu befreien, wirkt Faltenbildung entgegen, schenkt ein heiteres Gemüt, hilft bei Kopfschmerzen und Übermüdung und beruhigt Gehirn und Nerven.

Chakra: Kehlzentrum – *Vishuddha-Chakra*
Tugend: Heiterkeit
Drüsen: Schilddrüse, Nebenschilddrüsen, Thymusdrüse, Hypophyse und Hypothalamus

Variante

Übungen an der Wand

Wenn Ihnen die abgewandelte Grundposition des Schulterstands nicht mehr angenehm ist, können Sie die folgenden Positionen üben:

1 Falten Sie eine Decke mehrfach und legen Sie sich so darauf, dass Sie mit dem Gesäß ganz dicht an der Wand sind und Ihr Becken höher liegt als der Kopf. Lehnen Sie die Beine ausgestreckt senkrecht an die Wand. Die Hände liegen auf Ihrem Bauch und Sie atmen tief in den Bauch hinein. Schließen Sie die Augen.

2 Nach 7 Atemzügen bringen Sie die Beine in eine breite Grätsche. Diese Position entlastet den Beckenboden. Atmen Sie weiter tief in ihren Bauch hinein.

3 Nach weiteren 7 Atemzügen winkeln Sie die Knie in der Grätsche an und legen die Fußsohlen sanft aufeinander. Legen Sie die Hände auf die Knie und üben Sie einen für Sie angenehmen Druck aus.
   Halten Sie diese Position 7 Atemzüge lang und lehnen Sie dann die Beine wieder gestreckt an der Wand an. Rollen Sie sich zur Seite und kommen Sie langsam wieder aus der Stellung heraus.

4 Legen Sie sich in Ihre Entspannungslage.

WIRKUNG:
Gegen Ödeme und Krampfadern. Wirkt beruhigend auf das Nervensystem und die Gedanken kommen zur Ruhe.

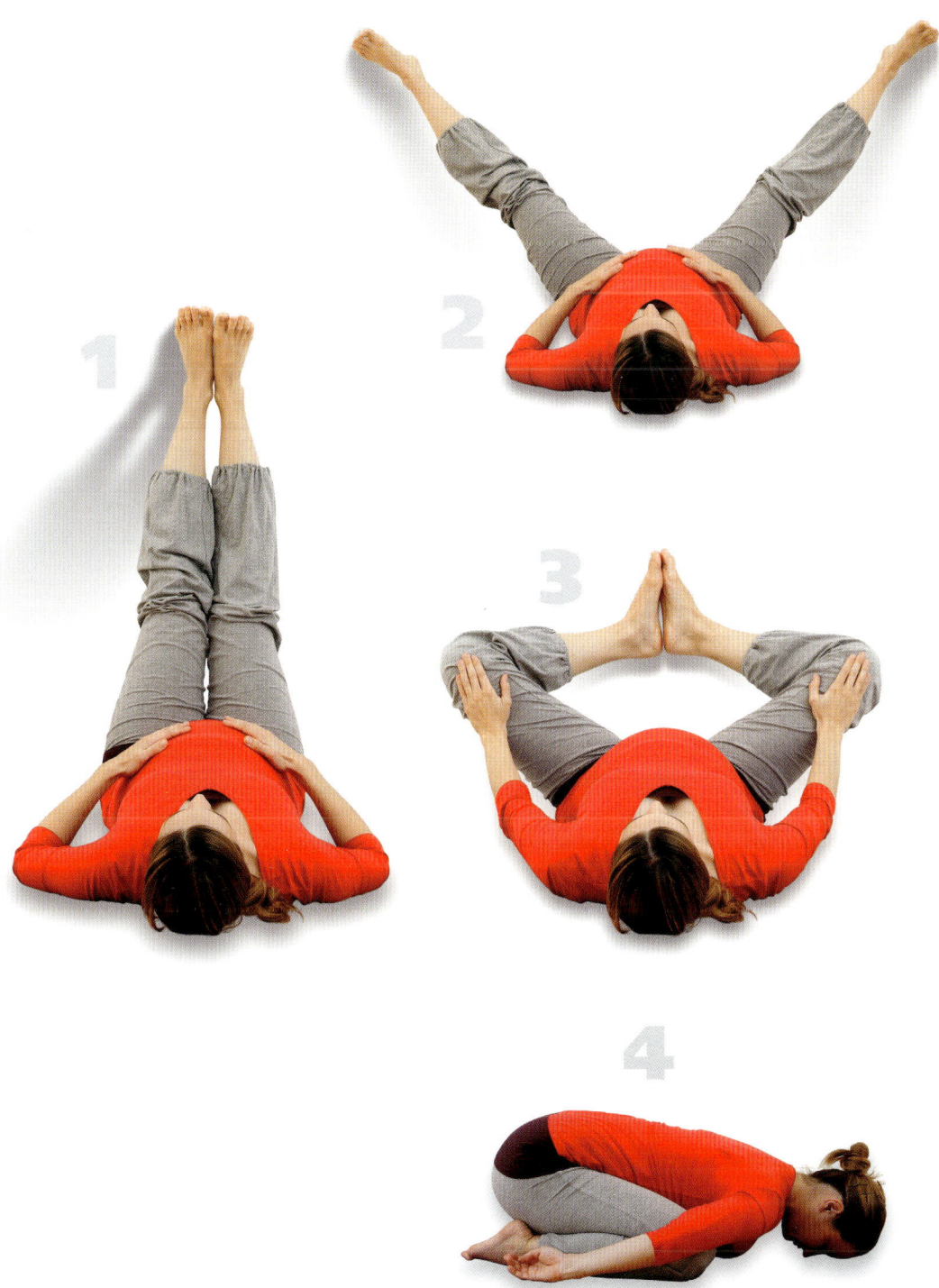

Varianten: Für geübte Frauen in der frühen Schwangerschaft

Der halbe Schulterstand

1 Sie liegen mit geschlossenen Beinen auf dem Rücken. Legen Sie die Arme so nah wie möglich neben Ihren Körper, die Handflächen zeigen nach unten. Winkeln Sie Ihre Beine an und ziehen Sie die Knie nah zum Körper heran. Lösen Sie das Gesäß vom Boden und bringen Sie Ihren Oberkörper in eine senkrechte Position. Die Beine bleiben angewinkelt, die Knie fallen ein wenig auseinander, die Füße befinden sich über dem Gesäß. Stützen Sie Ihren Rücken mit den Händen.

Halten Sie diese Position 3 bis 5 Atemzüge oder so lange, wie es Ihnen angenehm ist. Um diese Position aufzulösen, lassen Sie Ihre Hände langsam den Rücken hinab zum Gesäß wandern, sodass dieser sich Wirbel für Wirbel abrollt. Legen Sie Ihr Becken auf dem Boden ab und strecken Sie die Beine aus. Das langsame Abrollen verhindert, dass sich die Bauchmuskeln zu sehr anspannen.

Der klassische Schulterstand – *Sarvangasana*

2 Wenn Sie sich in der Position des halben Schulterstands gut fühlen, strecken Sie die Beine aus und wandern mit den Händen zu Ihren Schulterblättern hin, sodass das Körpergewicht ganz auf den Schultern und den Unterarmen ruht. Dehnen Sie den Nacken, indem Sie das Kinn in Richtung Brustbein anziehen. Schließen Sie die Augen und konzentrieren Sie sich auf Ihren Atem.

Halten Sie diese Position 2 bis 3 Minuten, wenn es Ihnen angenehm ist. Sollte Ihnen übel werden oder sollten Sie Atemnot verspüren, kommen Sie in den halben Schulterstand zurück und lösen Sie diese Position (wie oben beschrieben) langsam auf.

3 Um den unteren Rücken zu entlasten, winkeln Sie Ihre Beine an und umfassen die Knie mit den Händen. Schaukeln Sie über Ihren ganzen Rücken mehrmals nach rechts und nach links. Gehen Sie anschließend in Ihre Entspannungsposition.

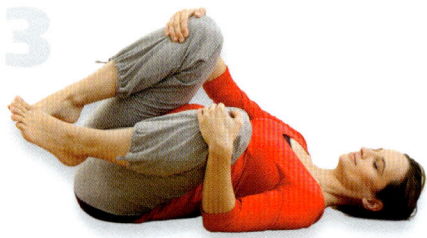

> **HINWEIS:**
> Frauen mit schweren Brüsten legen am besten eine mehrfach gefaltete Decke unter ihre Schultern, um besser atmen zu können.

3. **Der Pflug** – *Halasana*

Abgewandelte Grundposition

1 Gehen Sie in die abgewandelte
Grundposition des Schulterstands (siehe
Seite 87). Wenn es Ihnen möglich ist,
lösen Sie die Beine von der Wand. Halten
Sie den Schulterstand 3 Atemzüge lang
und lassen Sie dann die gestreckten Beine
hinter Ihren Kopf sinken und setzen Sie
Ihre Zehen auf einen Stuhl auf. Beine
und Füße sind dabei geöffnet, sodass
Platz für den Bauch bleibt.

Halten Sie diese Position 3 Atemzüge
lang und lösen Sie sie dann langsam auf.
Beachten Sie stets Ihre Grenze. Bei Übelkeit oder Atemnot lösen Sie die Position
auf, indem Sie Ihren Rücken Wirbel für
Wirbel abrollen. Nehmen Sie Ihre Hände
zur Unterstützung.

2 Legen Sie sich in Ihre Entspannungslage.

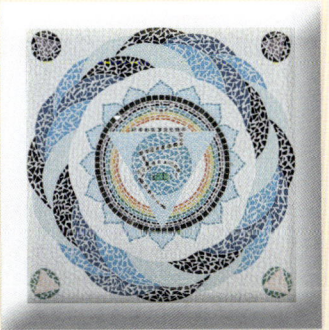
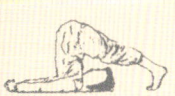

Kehlzentrum – Vishuddha-Chakra

WIRKUNG:
Der Pflug verstärkt die Wirkung des
Schulterstandes durch den höheren Druck
auf das Kehlzentrum. Zusätzlich werden der
Rücken-, die Hüft- und die Beinmuskeln
gedehnt.

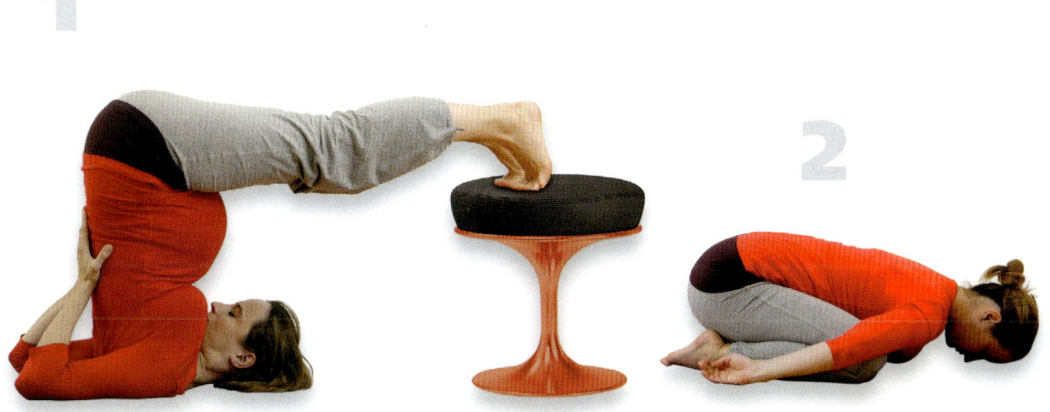

*Varianten: Für geübte Frauen in
der frühen Schwangerschaft*

Der klassische Pflug – *Halasana*

Wenn Sie gelenkig sind, können Sie Ihre
Füße im Pflug hinter Ihrem Kopf auf dem
Boden abstellen. Füße und Beine sind
auch hier nicht geschlossen, sie lassen
Platz für den Bauch.

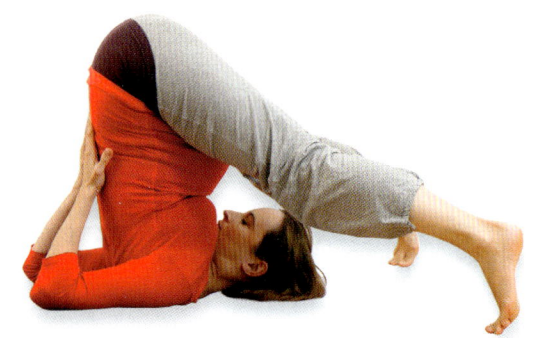

Der Pflug mit am Boden ausgestreckten Armen

Lösen Sie Ihre Arme im Pflug vom Rücken
und strecken Sie sie aus. Die Handflächen
zeigen zum Boden.

Der Pflug mit ausgestreckten Armen und gefalteten Händen

Verschränken Sie in der Position
des Pflugs mit am Boden
ausgestreckten Armen
Ihre Finger und pressen
Sie die Handflächen
fest zusammen.

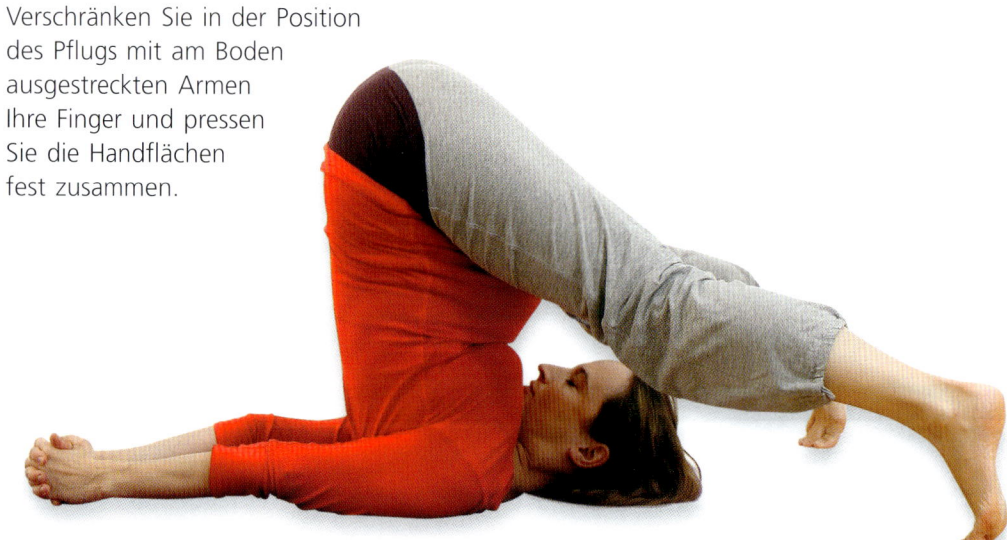

Die Brücke –
Sethu Bandhasana

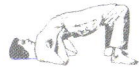

(fließend ausgeführt)

Abgewandelte Grundposition

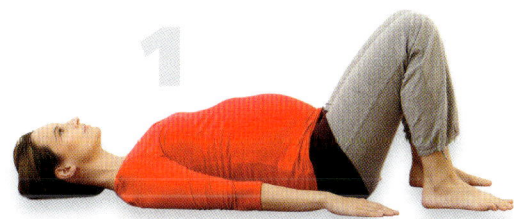

1 Sie liegen mit ausgestreckten Beinen
auf dem Rücken. Achten Sie darauf,
dass hinter Ihnen etwas mehr als eine
Armlänge Platz ist. Winkeln Sie die Beine
an und stellen Sie Ihre Füße in etwa hüftbreitem Abstand auf. Legen die Arme
ausgestreckt neben dem Körper ab.
Die Handflächen zeigen nach unten.

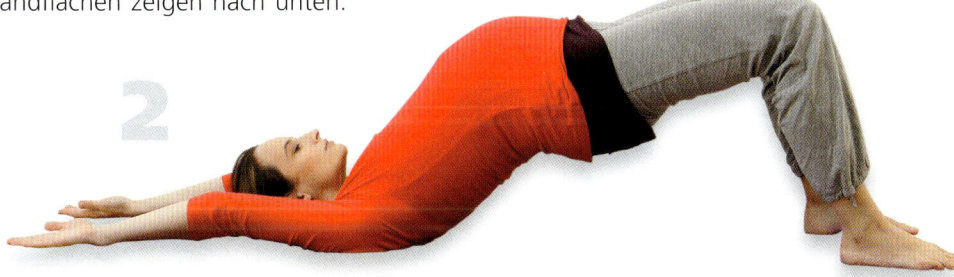

2 Mit dem Einatmen lösen Sie das Gesäß
vom Boden, bringen es nach oben und
bewegen gleichzeitig die gestreckten
Arme in einem hohen Bogen nach oben,
bis sie hinter dem Kopf auf dem Boden
liegen. Mit dem Ausatmen senken Sie
Gesäß und Arme gleichzeitig.
   Wiederholen Sie diese Übung insgesamt
5-mal.

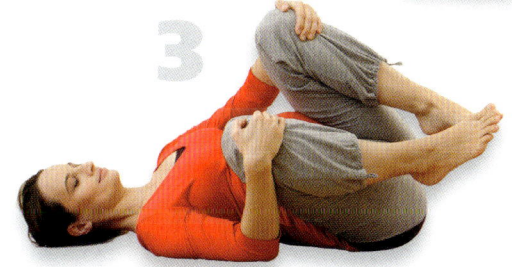

3 Um den unteren Rücken zu entlasten, winkeln Sie Ihre Beine anschließend
an, ziehen Ihre Knie zur Brust, legen die
Hände auf ihnen ab und schaukeln über
den ganzen Rücken mehrmals nach rechts
und links.

4 Legen Sie sich in Ihre Entspannungslage.

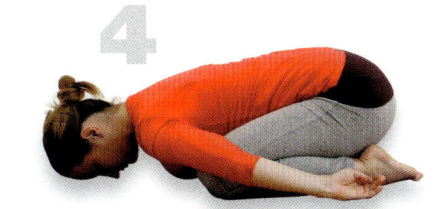

WIRKUNG:
Die Oberschenkel werden gedehnt, die
Schultern massiert, der Rücken wird
geschmeidig und der Beckenboden wird
gekräftigt.

Varianten: Für geübte Frauen in der frühen Schwangerschaft

Die klassische Brücke – Sethu Bandhasana

1 Legen Sie sich auf den Rücken, winkeln Sie Ihre Beine an und stellen Sie Ihre Füße in hüftbreitem Abstand auf.

2 Heben Sie das Becken an und bringen Sie es nach oben. Unterstützen Sie dabei den Rücken mit den Händen, indem Sie sie auf dem unteren Rücken platzieren. Schultern und Nacken bleiben auf dem Boden liegen. Drücken Sie die Fußsohlen

in den Boden, um das Gewicht etwas von den Handgelenken zu nehmen. Spannen Sie Ihre Gesäßmuskeln an.
   Halten Sie diese Position 3 Atemzüge und lösen Sie sie dann langsam auf.

3 Wenn Sie beweglich sind, strecken Sie in der Brücke das rechte Bein zur Decke. Der Fuß ist ebenfalls ausgestreckt. Halten Sie diese Position 3 Atemzüge lang, lassen Sie das rechte Bein wieder sinken und stellen Sie es wieder neben dem linken ab. Strecken Sie dann das linke Bein zur Decke und lassen Sie es nach 3 entspannten Atemzügen wieder langsam zurücksinken, sodass Sie sich wieder in der Position der Brücke befinden.
   Legen Sie sich in Ihre Entspannungslage.

Das halbe Rad – Ardha Chakrasana

Strecken Sie Ihre Arme in der Brücke (siehe Position 2, links) auf dem Boden neben Ihrem Körper aus. Sie halten Ihr Becken nun durch die Kraft Ihrer Gesäßmuskeln oben.

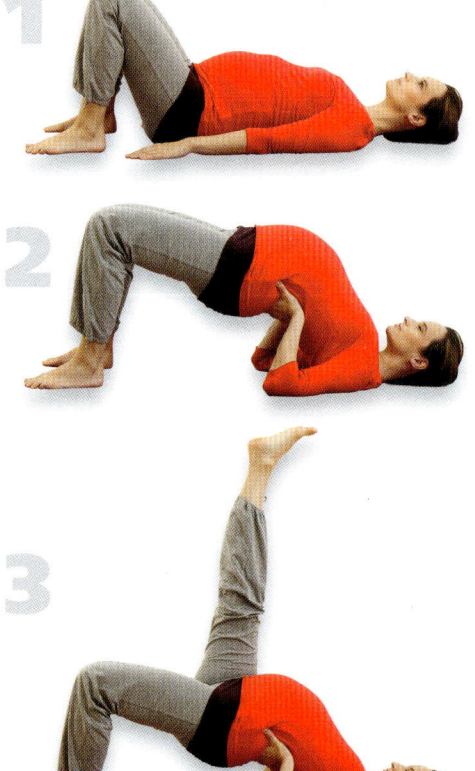

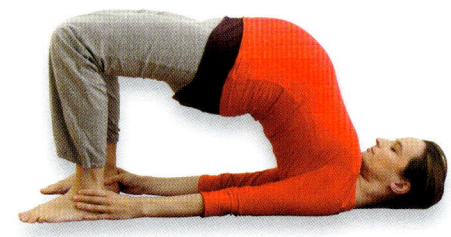

WIRKUNG:
Die Oberschenkel werden gedehnt, die Wirbelsäule und die Handgelenke beweglich gehalten, der Schulter-Nacken-Bereich wird massiert, der Beckenboden gekräftigt. Diese Position unterstützt außerdem die Nieren-, die Leber- und die Milzfunktion, schwemmt Gifte aus und schenkt Selbstvertrauen und einen ruhigen Geist.

Das klassische Rad – *Chakrasana*

1 Legen Sie sich auf den Rücken. Ziehen Sie die Beine an und stellen Sie Ihre Füße in hüftbreitem Abstand auf. Stellen Sie Ihre Hände hinter Ihren Schultern neben den Ohren auf, die Fingerspitzen zeigen zu den Füßen.

2 Drücken Sie sich aus der Kraft Ihrer Beine, Ihrer Arme und des Beckens nach oben. Die Arme sind gestreckt.

Variante: Wenn Sie beweglich sind, können Sie verschiedene Varianten dieser Position ausführen, beispielsweise ein Bein senkrecht in die Luft strecken oder einen Arm anheben.

WIRKUNG:

Diese Position streckt die Bauch- und Brustmuskulatur, stärkt Rücken und Arme, wirkt positiv auf den gesamten Genital-bereich, hält Blase und Harnleiter gesund und stärkt die Gebärmutter.

Chakren: Das Rad stimuliert alle Chakren, hauptsächlich das *Manipura-Chakra*.

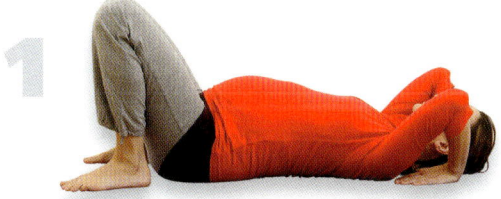

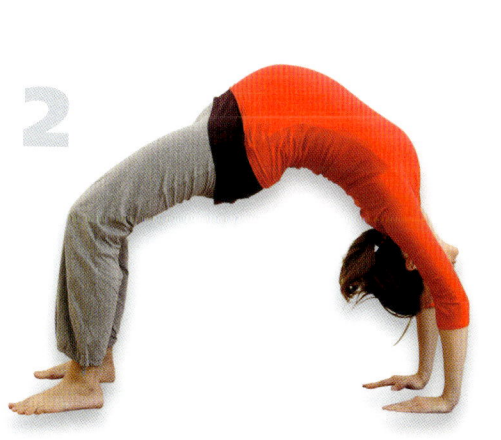

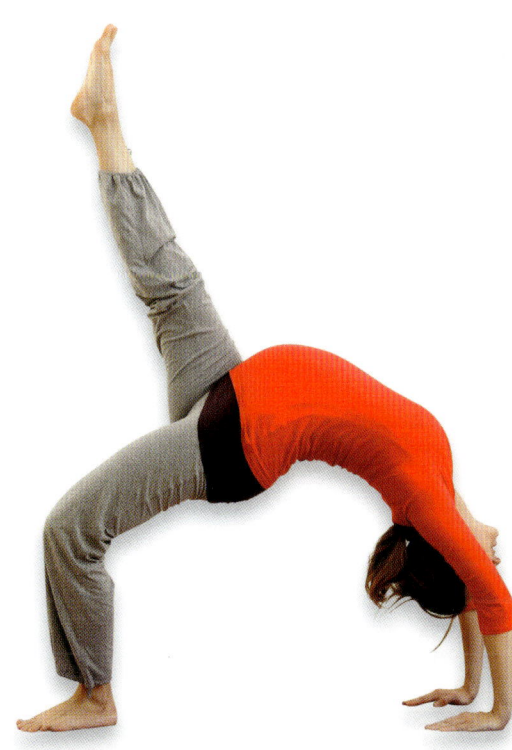

Das Rad mit in die Luft gestrecktem Bein

4. **Der Fisch** – *Matsyasana*

Grundposition

1 Sie liegen mit geschlossenen Beinen auf dem Rücken. Die Arme sind neben Ihrem Körper ausgestreckt, die Handflächen zeigen nach unten. Legen Sie Ihre Hände nun nebeneinander unter Ihr Gesäß.

2 Beugen Sie die Ellenbogen, drücken Sie Ihren Brustkorb nach oben und kommen Sie auf Ihre Unterarme. Gleichzeitig lassen Sie den Kopf langsam nach hinten sinken, bis Ihr Scheitel die Unterlage berührt. Der größte Teil Ihres Gewichtes ruht dabei auf den Ellenbogen.

   Atmen Sie tief und bewusst in Ihren Bauch und Ihren gedehnten Brustkorb hinein. Halten Sie diese Position 3 bis 5 Atemzüge lang und lösen Sie sie dann langsam auf.

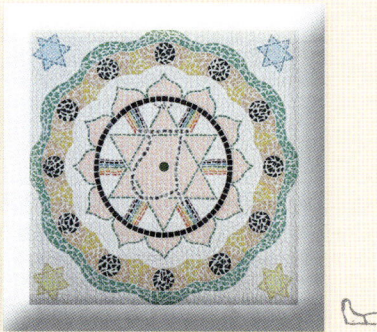
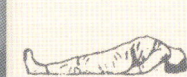

Herzzentrum – Anahata-Chakra

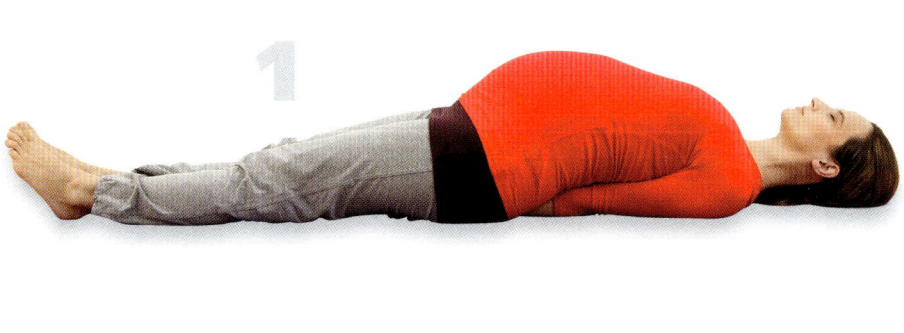

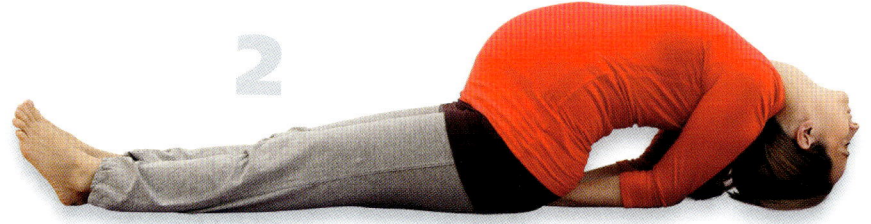

3 Machen eine kleine Ausgleichsbewegung: Winkeln Sie die Knie leicht an und stellen Sie die Füße in hüftbreitem Abstand auf. Falten Sie die Hände in Ihrem Nacken, ziehen den Kopf nach vorn und drehen ihn in dieser Position mit den Händen langsam ein paar Mal nach rechts und nach links.

4 Legen Sie den Kopf dann ab und nehmen Sie Ihre Entspannungsposition ein.

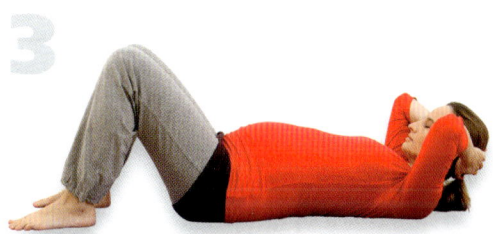

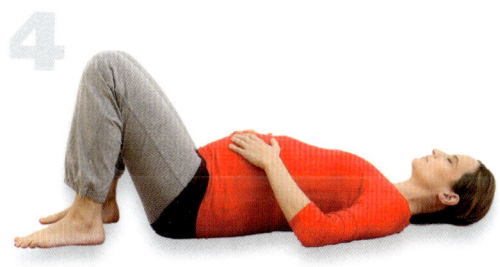

WIRKUNG:
Die Fischposition ist die Ausgleichsposition für den Schulterstand und sollte immer unmittelbar nach diesem geübt werden. Im Schulterstand, im Pflug und in der Brücke werden Schultern, Nacken und oberer Rücken gestreckt und im Fisch werden die Schulterblätter zusammengezogen, Verspannungen in der Nacken- und Schultermuskulatur werden gelöst, die Neigung zu Rundrücken korrigiert, Asthma wird gelindert. Durch die geweitete Position des Brustkorbes wird außerdem das Atemvolumen erhöht.

Emotionale Wirkung: Die Emotionen werden ausgeglichen. Der Fisch hilft bei Depressionen und Stress.
Chakra: Das Herzzentrum – *Anahata-Chakra*
Tugend: Offenheit
Drüsen: Hirnanhangs- und Zirbeldrüse, Schilddrüse und Nebenschilddrüse

Variante: Für geübte Frauen in der frühen Schwangerschaft

Die Fischposition im Lotos

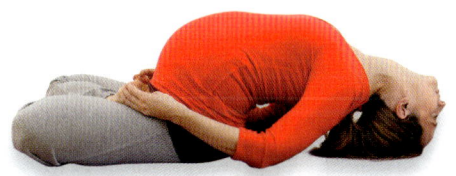

Sie sitzen in der Lotosposition und kommen langsam auf Ihre Unterarme. Dann lassen Sie Ihren Rücken weiter in Richtung Boden sinken, bis er vollständig aufliegt. Legen Sie Ihre Oberarme eng neben den Körper und umfassen Sie Ihre Zehen. Dehnen Sie dann Ihren Oberkörper nach oben und stützen Sie sich dabei auf die Ellbogen. Ihren Scheitel lassen Sie zum Boden kommen.

Halten Sie diese Position 3 bis 5 Atemzüge lang und lösen Sie sie dann langsam auf. Legen Sie sich in Ihre Entspannungsposition.

5. **Die Vorwärtsbeuge im Sitzen** – *Paschimothanasana*

Vorbereitende Übung:
Der Schmetterling

Setzen Sie sich auf den Boden. Holen Sie Ihre Beine zu sich heran, lassen Sie Ihre Knie nach außen fallen und legen Sie Ihre Fußsohlen aneinander. Umfassen Sie Ihre Füße mit den Händen und ziehen Sie die Fersen so nah wie möglich an Ihren Körper heran. Der Rücken bleibt gerade aufgerichtet. Lassen Sie Ihre Knie anfangs leicht nach unten und oben schwingen – wie die Flügel eines Schmetterlings – und führen Sie die Bewegungen dann mit mehr Kraft aus, so als wollten Sie mit den Knien die Unterlage berühren.

Lösen Sie die Position wieder auf und lockern Sie die Beine.

WIRKUNG:
Lockert die Hüftgelenke und hilft, den Beckenboden zu kräftigen.

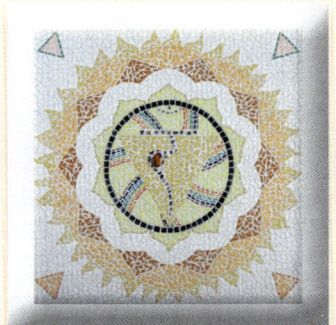
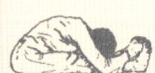

Solarplexuszentrum – Manipura-Chakra

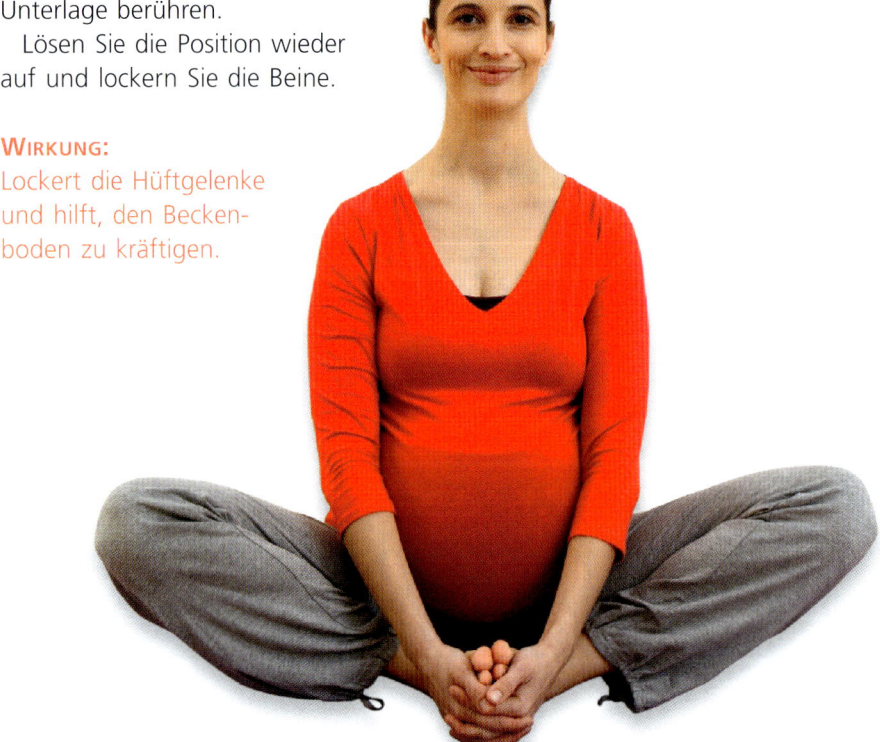

Varianten

Abwandlung des Schmetterlings

Setzen Sie sich mit gerade aufgerichtetem Rücken auf den Boden. Ziehen Sie die Beine zu sich heran, lassen Sie die Knie nach außen fallen und umfassen Sie die Füße mit den Händen. Beugen Sie sich aus den Hüftgelenken heraus mit geradem Rücken leicht nach vorn. Legen Sie Ihre Ellenbogen auf die Unterschenkel oder die Oberschenkel. Atmen Sie tief ein und mit dem Ausatmen drücken Sie die Knie mit den Ellenbogen leicht nach unten.

Halten Sie diese Position 3 Atemzüge lang. Heben sie nun die Ellenbogen wieder leicht an und wiederholen Sie die Übung insgesamt 3-mal. Kommen Sie dann wieder mit geradem Rücken nach oben und lockern die Beine.

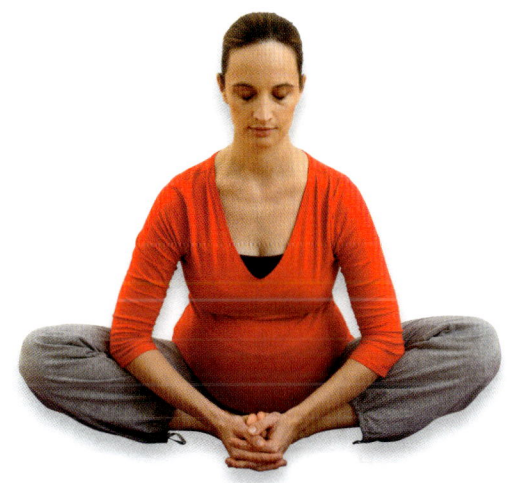

Das Baby wiegen

Setzen Sie sich mit gestreckten Beinen und gerade aufgerichtetem Rücken auf den Boden. Ziehen Sie das rechte Bein zu sich heran und legen Sie den rechten Fuß in Ihre linke Armbeuge. Das rechte Knie wird vom rechten Ellenbogen gehalten. Falten Sie die Hände. Das linke Bein bleibt ausgestreckt und der Rücken gerade aufgerichtet. Wiegen Sie das Bein 5-mal hin und her, wie Sie ein Baby wiegen würden.

Lösen Sie die Position auf und wiegen Sie Ihr linkes Bein. Lockern Sie anschließend Ihre Beine.

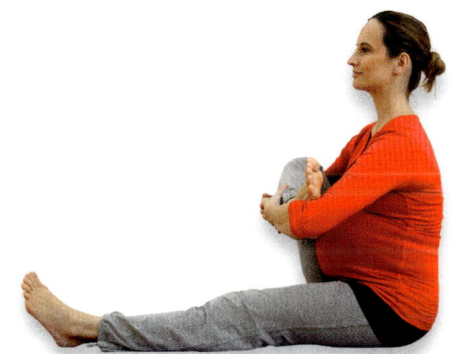

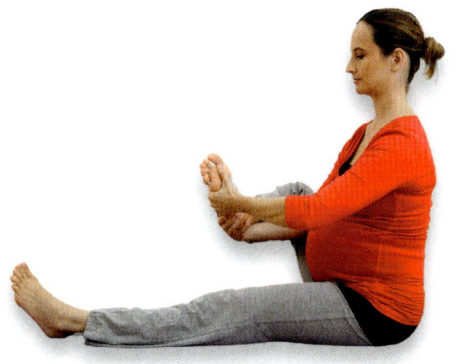

Variante: Wenn es Ihnen angenehmer ist, halten Sie Ihren Fuß mit beiden Händen und wiegen das Bein auf diese Weise hin und her.

WIRKUNG: Diese Übung macht die Hüftgelenke beweglich, streckt den Rücken und massiert den Ischiasnerv.

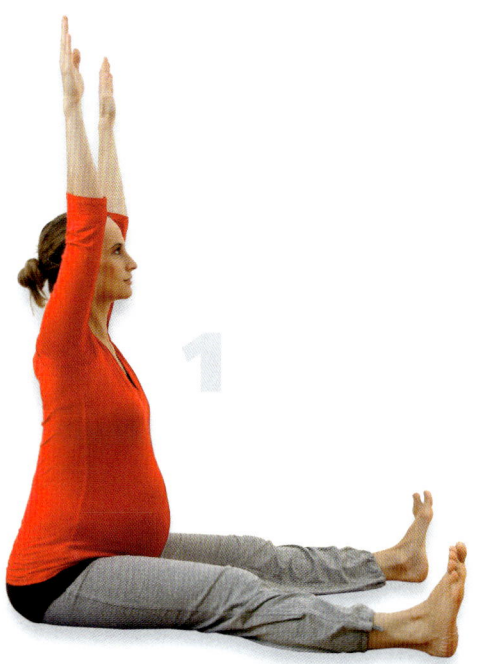

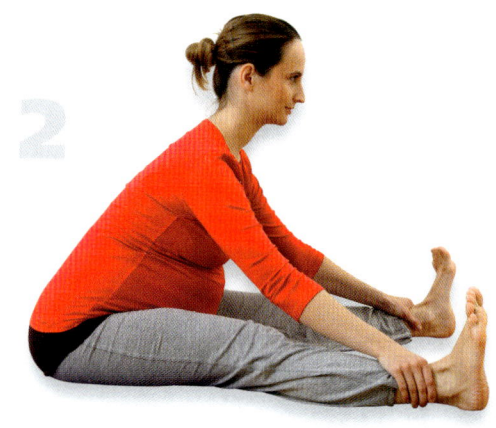

Abgewandelte Grundposition

1 Setzen Sie sich mit gerade aufgerichtetem Rücken auf den Boden und bringen Sie Ihre Beine in eine leichte Grätsche, sodass Ihr Bauch Platz hat, wenn Sie sich nach vorn beugen. Atmen Sie tief ein und bringen Sie beide Arme ausgestreckt nach oben.

2 Mit dem Ausatmen lassen Sie sich aus den Hüftgelenken mit geradem Rücken nach vorn sinken. Kopf und Nacken bleiben in Verlängerung der Wirbelsäule. Legen Sie Ihre Hände auf den Beinen ab oder greifen Sie Ihre Zehen.

Wenn Sie sich wohlfühlen, bleiben Sie 1 Minute in dieser Position. Richten Sie Ihre Aufmerksamkeit auf den Atem. Wenn es Ihnen angenehmer ist, lösen Sie diese Position immer wieder auf, finden dann erneut in sie hinein und halten sie jeweils nur 2 bis 3 Atemzüge lang.

In der frühen Schwangerschaft können Sie den Kopf senken, um den Rücken gut zu strecken. In der späten Schwangerschaft lassen Sie den Kopf gerade in Verlängerung der Wirbelsäule, um besser atmen zu können und den Druck vom Bauch wegzunehmen.

Ausgleichsposition: Die schiefe Ebene

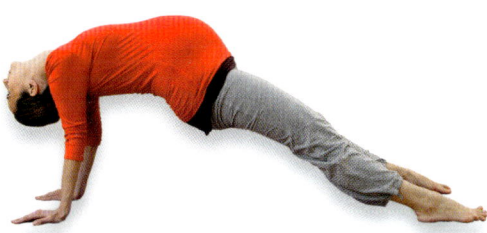
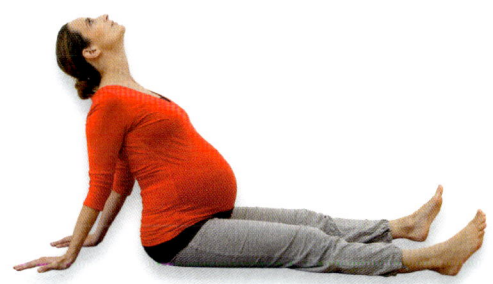

Sie sitzen mit gerade aufgerichtetem Rücken und ausgestreckten Beinen, die Füße sind hüftbreit auseinander. Setzen Sie Ihre Hände etwa 30 Zentimeter hinter dem Gesäß auf den Boden, die Fingerspitzen zeigen vom Körper weg, die Arme sind gestreckt. Lassen Sie den Kopf sanft nach hinten sinken, verlagern Sie das Gewicht auf Ihre Hände und drücken Sie das Becken nach oben.

Halten Sie diese Position 2 bis 3 Atemzüge lang, lösen Sie sie dann langsam auf und entspannen Sie sich anschließend in der Seitenlage.

Variante: In der späteren Schwangerschaft (8. und 9. Monat) genügt es, wenn Sie die Hände hinter sich auf den Boden aufsetzen, den Kopf in den Nacken legen und den Brustkorb nach oben dehnen.

WIRKUNG:
Die Rückseiten der Beine und die Lendenwirbelsäule werden gedehnt, die Rückenmarksnerven werden stimuliert, Becken und Beckenorgane werden besser durchblutet und in ihrer Funktion gestärkt. Die Vorwärtsbeuge reguliert die Darmtätigkeit, wirkt gegen Verstopfung und stärkt das Nervensystem. Regelmäßiges Üben nimmt den Druck auf die Wirbelsäule, lindert Ischiasbeschwerden und lässt den Geist zur Ruhe kommen.

Chakra: Die unteren drei Zentren –
Manipura-Chakra (Sonnengeflecht),
Svadhisthana-Chakra, Muladhara-Chakra
Tugend: Geduld und Hingabe
Drüsen: Bauchspeicheldrüse,
Nebennieren, Eierstöcke

„Diese Asana heilt Leiden des Magens, der Drüsen und der Milz und beseitigt alle Beschwerden, die durch zu viel Winde, Galle und Schleim verursacht sind. Sie verdaut mit Leichtigkeit unmäßig und durcheinander eingenommenes Essen und verwandelt sogar das schreckliche Gift Halahala zu Asche."

Hatha-Yoga-Pradipika, I.32

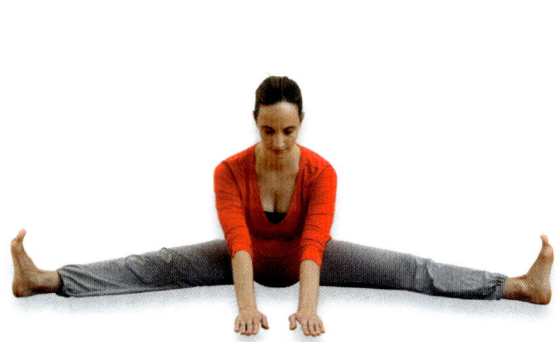
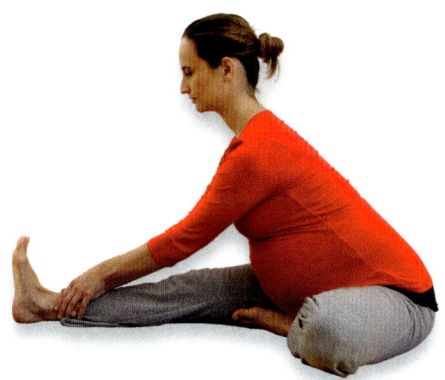

Varianten

Die Vorwärtsbeuge in der Grätsche

Sie sitzen mit gerade aufgerichtetem Rücken auf dem Boden. Bringen Sie Ihre Beine in eine breite Grätsche, die Füße zeigen nach oben. Strecken Sie die Arme mit dem Einatmen nach oben aus und lassen Sie sich aus den Hüftgelenken heraus mit dem Ausatmen nach vorn und unten sinken. Der Rücken bleibt dabei gerade. Wenn Sie Ihre Grenze erreicht haben, setzen Sie die Hände vor sich auf dem Boden ab. Atmen Sie ruhig ein und aus. Mit jedem Ausatmen bewegen Sie Ihre Finger nun noch ein paar Millimeter nach vorn. Sie kommen damit noch ein bisschen weiter in die Dehnung hinein.

Halten Sie diese Position 3 Atemzüge lang und lösen Sie sie dann langsam auf.

Die Vorwärtsbeuge mit angewinkeltem Bein

Setzen Sie sich mit gerade aufgerichtetem Rücken und gestreckten Beinen auf den Boden. Bringen Sie Ihre Beine in eine leichte Grätsche. Winkeln Sie Ihr linkes Bein an und legen Sie den linken Fuß an den rechten Oberschenkel; ziehen Sie ihn so weit wie möglich zu Ihrem Körper hin. Drehen Sie Ihren Oberkörper zu Ihrem ausgestreckten Bein hin. Strecken Sie mit dem Einatmen Ihre Arme nach oben aus und lassen Sie sich mit dem Ausatmen aus den Hüftgelenken heraus nach vorn und unten in Richtung ausgestrecktes Bein sinken. Wenn Sie Ihre Grenze spüren, legen Sie Ihre Hände auf Ihrem rechten Bein ab. Der Rücken bleibt gerade und der Kopf ist in Verlängerung der Wirbelsäule. Halten Sie beide Schultern möglichst in einer Linie. Achten Sie darauf, dass Ihr Bauch genügend Platz hat.

Halten Sie diese Position 3 Atemzüge lang und lösen Sie sie dann langsam auf. Wechseln Sie anschließend die Seite.

Die Vorwärtsbeuge mit nach hinten angewinkeltem Bein

Sitzen Sie mit gerade aufgerichtetem Rücken und gestreckten Beinen auf dem Boden. Winkeln Sie Ihr linkes Bein nach hinten an, das rechte bleibt ausgestreckt. Drehen Sie Ihr Becken zu Ihrem ausgestreckten Bein hin. Strecken Sie mit dem Einatmen Ihre Arme nach oben aus und lassen Sie sich mit dem Ausatmen aus den Hüftgelenken heraus nach vorn und unten in Richtung ausgestrecktes Bein sinken. Beugen Sie sich nur so weit nach vorn, dass Ihr Rücken gerade bleibt und Ihr Bauch genügend Platz hat.

Halten Sie diese Position 3 Atemzüge lang und lösen Sie sie dann langsam auf. Wechseln Sie anschließend die Seite.

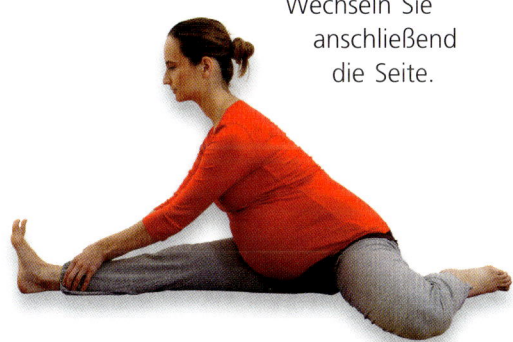

Mehl mahlen

1 Setzen Sie sich mit gerade aufgerichtetem Rücken auf den Boden und bringen Sie Ihre Beine in eine leichte Grätsche. Formen Sie mit Ihren Armen auf Brusthöhe vor dem Körper einen Kreis und falten Sie die Hände. Beugen Sie sich aus den Hüftgelenken heraus leicht nach vorn.

2 Bewegen Sie Ihren Oberkörper und Ihre Arme nun in einer Kreisbewegung nach rechts und vorn,

3 dann führen Sie den Kreis weiter über die Seite

4 leicht nach hinten.

5 Bewegen Sie sich weiter kreisförmig über die linke Seite nach vorn

6 zum linken Bein und so weiter …

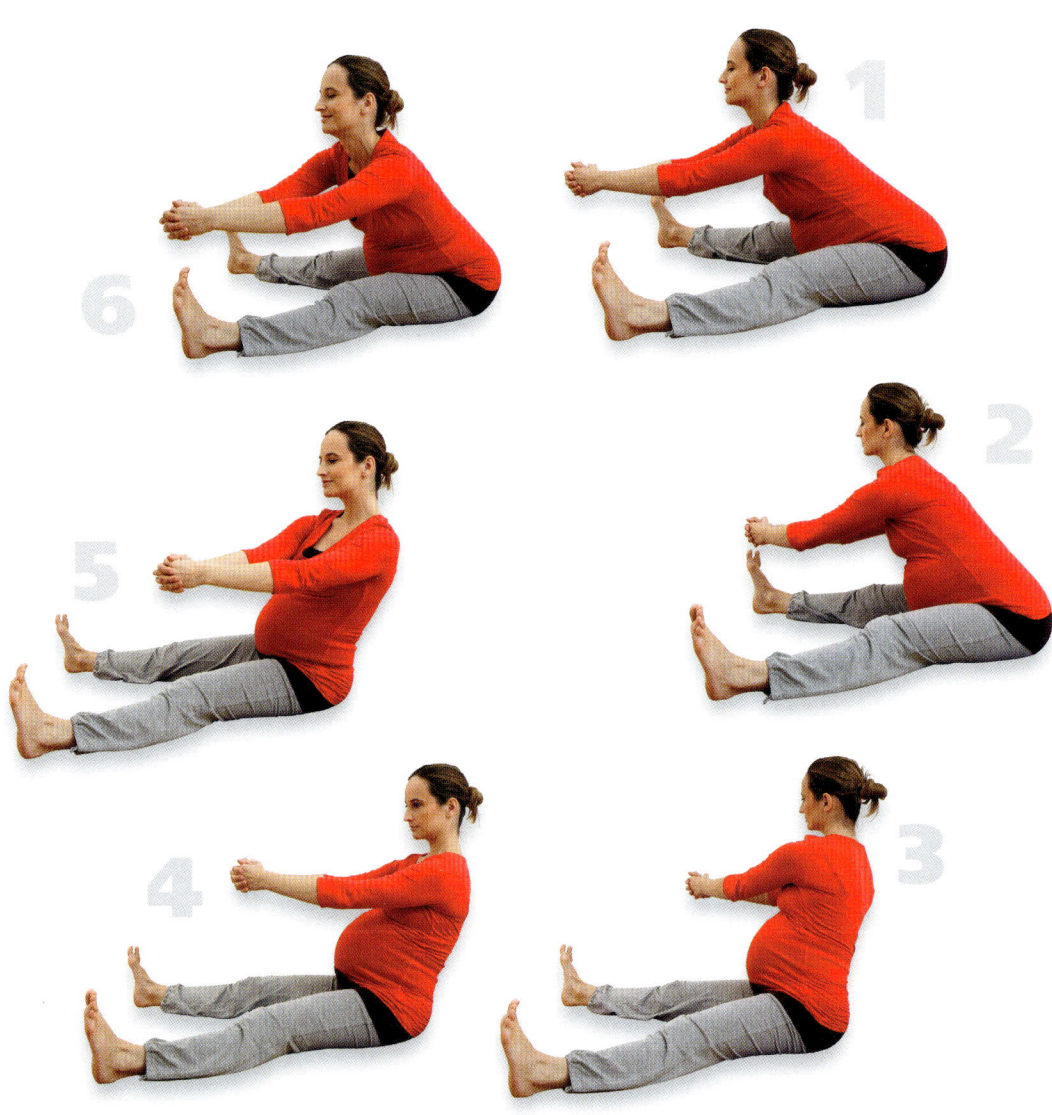

Mahlen Sie das Mehl insgesamt 3-mal in diese Richtung und danach 3-mal in die andere Richtung.

WIRKUNG:
Fördert die Durchblutung der Beckenorgane, dehnt die Rückseiten der Beine, massiert den Ischiasnerv.

*Varianten: Für geübte Frauen in
der frühen Schwangerschaft*

Die Vorwärtsbeuge im Sitzen

Sie sitzen aufrecht und bringen Ihre
Beine in eine leichte Grätsche, die
Zehen zeigen nach oben. Lassen Sie
sich aus den Hüftgelenken heraus
mit geradem Rücken so weit nach
vorn sinken, bis Sie Ihre eigene Grenze
gefunden haben. Greifen Sie Ihre Zehen.

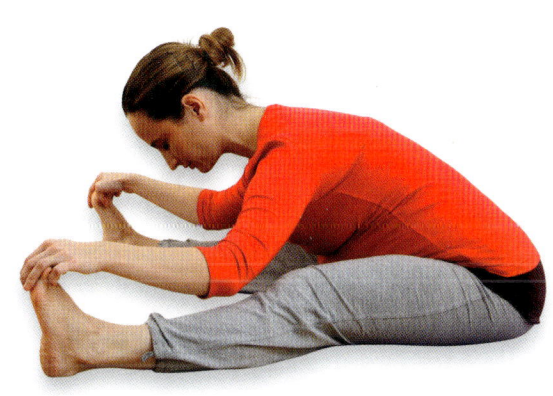

Vorwärtsbeuge mit Seiten-dehnung mit angewinkeltem Bein

Sie sitzen aufrecht und bringen Ihre Beine
in eine weite Grätsche, die Zehen zeigen
nach oben. Winkeln Sie Ihr linkes Bein
an und ziehen Sie den Fuß nah zu Ihrem
Körper. Die Fußsohle liegt am rechten
Oberschenkel. Strecken Sie Ihre Arme mit
dem Einatmen nach oben aus, drehen Sie
den Oberkörper nach links und beugen
Sie ihn mit dem Ausatmen langsam nach
rechts zu ihrem ausgestreckten Bein hin.
Greifen Sie die Zehen des rechten Fußes.
   Halten Sie diese Position 3 Atemzüge
lang und lösen Sie sie dann langsam auf.
Wechseln Sie anschließend die Seite.

Vorwärtsbeuge mit Seiten-dehnung in der Grätsche

Sie sitzen aufrecht und bringen Ihre Beine
in eine weite Grätsche, die Zehen zeigen
nach oben. Strecken Sie Ihre Arme mit
dem Einatmen nach oben aus, drehen Sie
den Oberkörper nach links und beugen
Sie ihn mit dem Ausatmen langsam zu
Ihrem rechten Bein hin. Greifen Sie die
Zehen des rechten Fußes.
   Halten Sie diese Position 3 Atemzüge
lang und lösen Sie sie dann langsam auf.
Wechseln Sie anschließend die Seite.

WIRKUNG:
Die Rückseite der Beine wird gestreckt,
die Wirbelsäule und die Zwischenrippen-
muskeln werden gedehnt.

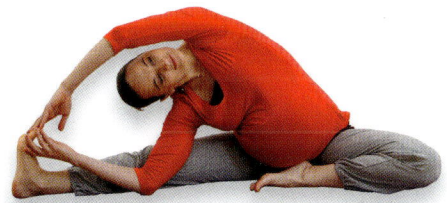

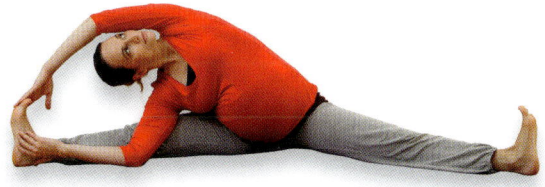

6. **Die Kobra** – *Bhujangasana*

Abgewandelte Grundposition:
Das Kamel

1 Kommen Sie in den Kniestand. Die
Knie stehen hüftbreit auseinander, die
Füße sind gestreckt.

2 Legen Sie Ihre Handflächen auf Ihren
unteren Rücken zu beiden Seiten der
Wirbelsäule und schieben Sie Ihr Becken
leicht nach vorn. Legen Sie den Kopf in
den Nacken.
   Halten Sie diese Position 3 Atemzüge
oder so lange, wie es Ihnen angenehm
ist, und lösen Sie sie dann langsam auf.

3 Entspannen Sie sich in der
Stellung des Kindes.

WIRKUNG:
Oberschenkel, Hüftgelenke,
Bauch und Brustkorb werden
gedehnt, der Rücken wird geschmeidig, der Atem kann tief
fließen, Bauch und Bauchorgane
werden gut durchblutet.

Chakra: *Manipura-Chakra*
(Sonnengeflecht),
Svadhisthana-Chakra,
Muladhara-Chakra
Tugend: Willenkraft
Drüsen: Bauch-
speicheldrüse,
Nebennieren,
Eierstöcke

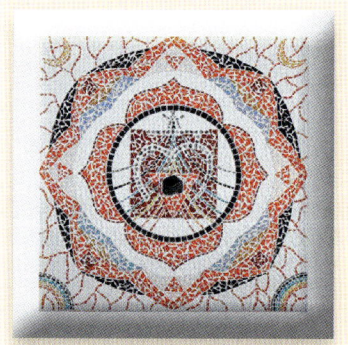
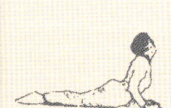

Wurzelzentrum – Muladhara-Chakra

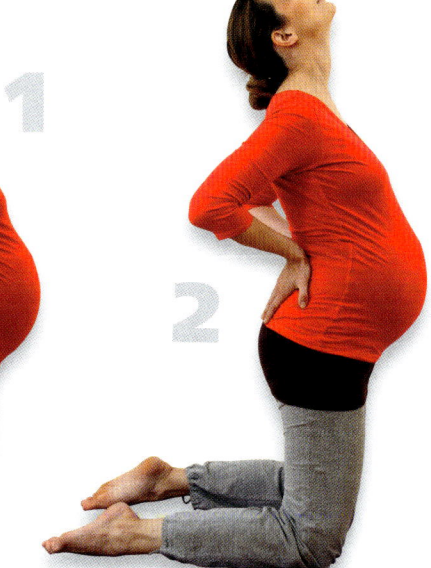
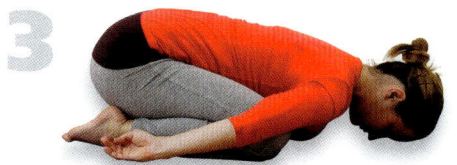

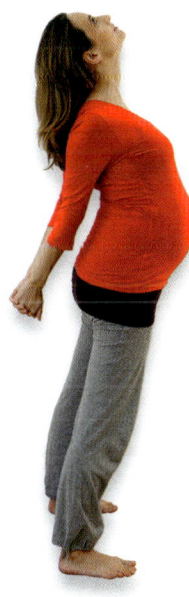

Variante

Die Kobra, stehend

Kommen Sie in den
Stand, Ihre Füße sind
hüftbreit auseinander.
Falten Sie Ihre Hände
hinter dem Rücken. Drü-
cken Sie die Arme vom
Körper weg und legen
Sie Ihren Kopf leicht in
den Nacken. Dehnen
Sie Ihre Brustwirbelsäule
nach hinten und drücken
Sie Ihr Becken nach vorn.
Atmen Sie 3-mal tief
in den geweiteten Brustraum hinein und
lösen Sie die Position dann langsam auf.
Entspannen Sie in der Stellung des Kindes.

WIRKUNG:
Schulter-, Arm- und Nackenmuskula-
tur werden angenehm gestreckt. Diese
Position wirkt gegen Verspannungen im
Schulter-Nacken-Bereich. Durch den geweiteten Brustraum kann der Atem tiefer
und freier fließen.

*Variante: Für geübte Frauen in der
frühen Schwangerschaft*

Das Kamel

1 Kommen Sie in den Kniestand, Ihre Knie
in hüftbreitem Abstand, die Zehen aufge-
stellt. Drücken Sie Ihr Becken nach vorn und
dehnen Sie Ihre Brustwirbelsäule nach hinten.
Lassen Sie sich langsam nach hinten sinken.

2 Fassen Sie Ihre Fersen mit den Händen.
Ihr Kopf sinkt in den Nacken.
  Halten Sie diese Position 3 Atemzüge
lang und lösen Sie sie dann langsam auf.

Variante: Das Kamel mit ausgestreckten
Füßen

3 Entspannen Sie in der Stellung des
Kindes. Die Knie sind leicht geöffnet.

WIRKUNG:
Oberschenkel, Hüftgelenke, Bauch, Brustkorb und der Schulter-Nacken-Bereich
werden gedehnt, der Rücken wird geschmeidig, der Atem kann tief in den
Bauch hineinfließen. Der Bauch und die
inneren Organe werden gut durchblutet.

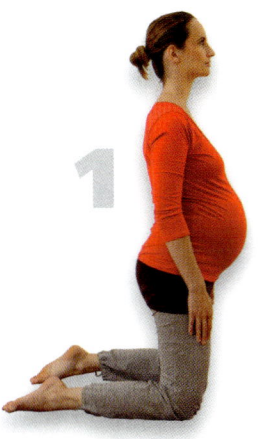

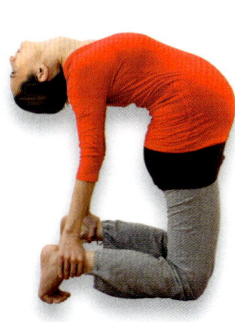

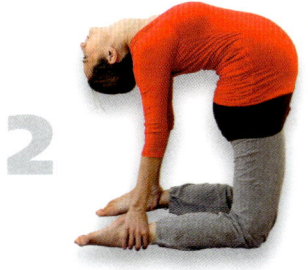

*Das Kamel mit
ausgestreckten
Füßen*

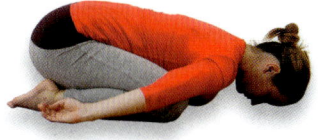

7. **Die Heuschrecke** – *Salabhasana*

Vorbereitende Übung:
Der Katzenbuckel

1 Kommen Sie in den Vierfüßlerstand. Entlasten Sie Ihren Rücken, indem Sie einen runden Katzenbuckel machen. Rollen Sie bei der Ausatmung Ihren Rücken vom Becken ausgehend Wirbel für Wirbel in die Rundung. Lassen Sie den Kopf locker hängen und kippen Sie das Becken leicht nach vorn.

2 Während Sie einatmen, lassen Sie den Rücken nach unten sinken, auch hier wieder: Wirbel für Wirbel, im Becken beginnend. Legen Sie den Kopf in den Nacken, strecken Sie das Gesäß nach oben und lassen Sie Ihren Bauch hängen.
   Wiederholen Sie den gesamten Ablauf 3- bis 4-mal.

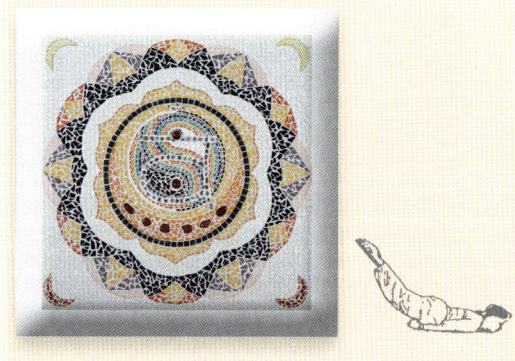

Sakralzentrum – Svadhisthana-Chakra

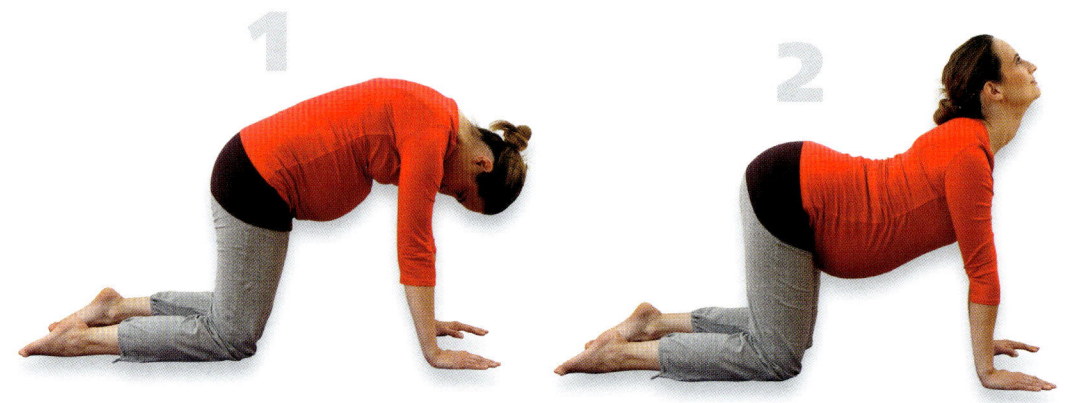

Abgewandelte Grundposition: Die Katze

1 Kommen Sie mit geradem Rücken in den Vierfüßlerstand. Bringen Sie den linken Arm ausgestreckt nach vorn (Arm und Hand bilden eine Linie) und das rechte Bein mit gestrecktem Fuß nach hinten. Ihr Blick geht zum Boden. Lassen Sie das Gewicht des Bauches zu. Atmen Sie tief in den Bauch hinein. Halten Sie diese Position 3 Atemzüge lang und lösen Sie sie danach langsam auf.

Drücken Sie sich zur Entlastung des Rückens ein paar Mal in den Katzenbuckel hinein.

Führen Sie die Übung nun aus, indem Sie das linke Bein und den rechten Arm ausstrecken.

2 Entspannen Sie sich anschließend in der Stellung des Kindes.

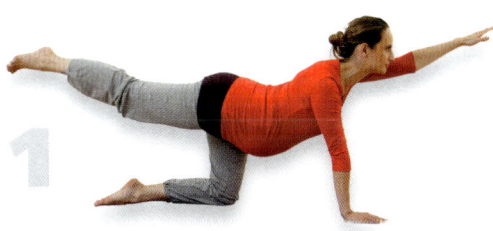

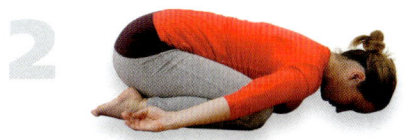

WIRKUNG:
Gegen Mitte bis Ende der Schwangerschaft wird diese *Asana* als besonders wohltuend empfunden, da Rücken und Beine von dem Gewicht des Bauches entlastet werden. Außerdem wird die Rückenmuskulatur gekräftigt und der Gleichgewichtssinn gefördert.

Chakra: *Manipura-Chakra* (Sonnengeflecht), *Svadhisthana-Chakra*, *Muladhara-Chakra*
Tugend: Willenskraft
Drüsen: Bauchspeicheldrüse, Nebennieren, Eierstöcke

Variante

Die Heuschrecke für Schwangere, fließend ausgeführt

1 Kommen Sie in den Vierfüßlerstand. Ziehen Sie mit dem Einatmen das rechte Knie leicht zu Ihrem Bauch heran und lassen Sie den Kopf Richtung Knie sinken.

2 Beim Ausatmen heben Sie den Kopf in einer harmonisch schwungvollen Bewegung und strecken das rechte Bein gleichzeitig mit Schwung von sich weg.

Wiederholen Sie die Übung 3-mal und führen Sie sie danach mit dem linken Bein aus.

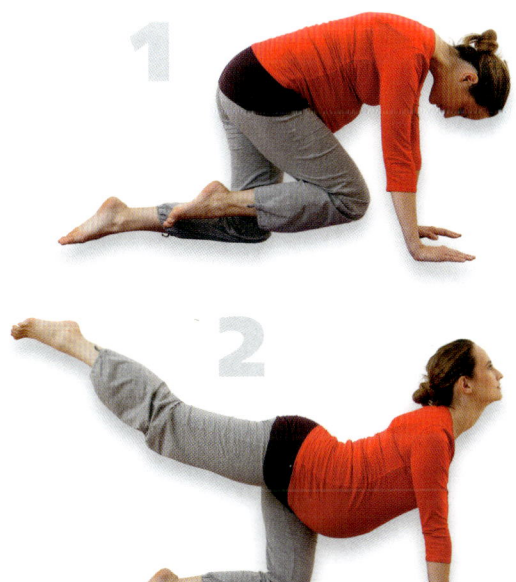

8. **Der Bogen** – *Dhanurasana*

Abgewandelte Grundposition:
Der Halbmond

1 Kommen Sie in den Vierfüßlerstand.
Stellen Sie den linken Fuß außen neben
Ihre linke Hand und lassen Sie Ihr rechtes
Bein weit nach hinten gleiten: Fußrücken,
Unterschenkel und Knie haben Boden-
kontakt. Der Unterschenkel des vorderen
Beins steht senkrecht über dem Fußge-
lenk. Ihr Oberkörper bleibt dabei gerade.

2 Richten Sie Ihren Oberkörper auf und
legen Sie Ihre Hände auf das linke Knie.
Lassen Sie sich in dieser Position mit geradem Oberkörper in die rechte Seite der
Hüfte hineinsinken.

3 Wenn es Ihnen angenehm ist, heben
Sie jetzt beide Arme über Ihren Kopf
und legen die Handflächen aneinander.
Der Kopf bleibt zwischen den Armen.
   Halten Sie diese oder die letzte Position
je 2 bis 3 Atemzüge lang und lösen Sie
sie dann langsam auf.
   Wechseln Sie anschließend die Seite, um
auch die linke Seite der Hüfte zu dehnen.
Lösen Sie die Position nach 2 bis 3 Atemzügen wieder auf.
   Entspannen Sie sich in der Stellung
des Kindes.

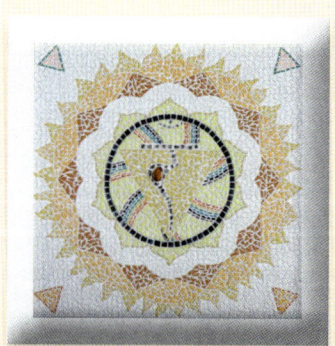
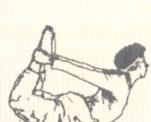

Solarplexuszentrum – Manipura-Chakra

WIRKUNG:
Der Halbmond steigert durch seine dop-
pelte Funktion als Rückwärtsbeuge und.
Gleichgewichtsübung die Konzentrations-
fähigkeit. Außerdem werden die Hüftgelenke gedehnt, der Rücken wird beweglich und der Unterleib wird gut durchblutet.

Chakra: *Manipura-Chakra*
(Sonnengeflecht), *Svadhisthana-Chakra,*
Muladhara-Chakra
Tugend: Willenskraft
Drüsen: Bauchspeicheldrüse, Nebennieren,
Eierstöcke

HINWEIS:
Achten Sie darauf, dass nicht zu viel
Spannung im Bauch entsteht.

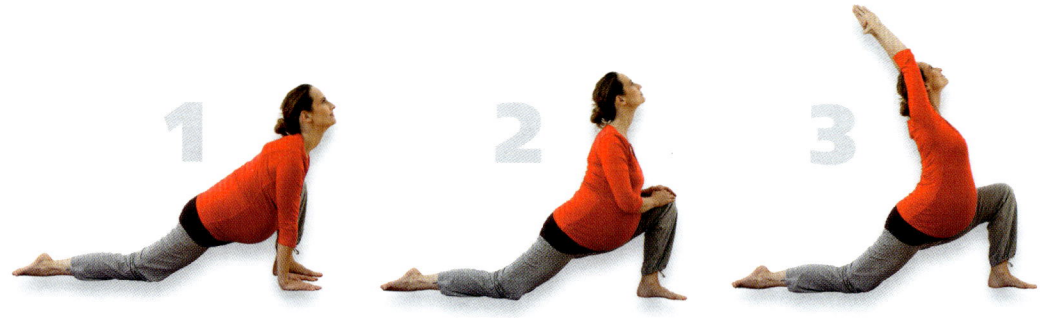

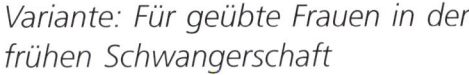

Variante

Die halbe Taube

Kommen Sie in den Vierfüßlerstand. Winkeln Sie das linke Bein an und legen Sie es so vor sich auf dem Boden ab, dass der linke Fuß unter der rechten Seite der Hüfte liegt. Lassen Sie das rechte Bein lang nach hinten gleiten. Stützen Sie sich mit den Händen in Hüfthöhe ab. Dehnen Sie den Brustkorb und legen Sie Ihren Kopf leicht in den Nacken. Lassen Sie sich in Ihre rechte Hüftseite hineinsinken.

Halten Sie diese Position 3 Atemzüge und lösen Sie sie dann langsam auf. Wechseln Sie die Seite.

Entspannen Sie sich in der Stellung des Kindes mit leicht geöffneten Knien.

Variante: Für geübte Frauen in der frühen Schwangerschaft

Die Taube

1 Kommen Sie in den Vierfüßlerstand. Winkeln Sie das linke Bein an und legen Sie es so vor sich auf dem Boden ab, dass der linke Fuß unter der rechten Seite der Hüfte liegt. Lassen Sie das rechte Bein lang nach hinten gleiten. Ziehen Sie den rechten Unterschenkel an und fassen Sie den rechten Fuß mit beiden Händen. Dehnen Sie den Brustkorb und legen Sie Ihren Kopf leicht in den Nacken.

2 Sehr bewegliche Frauen können anschließend mit beiden Händen über den Kopf zum Fuß fassen.

Halten Sie diese Position 3 Atemzüge lang und lösen Sie sie dann langsam auf. Wechseln Sie die Seite.

3 Entspannen Sie sich anschließend in der Stellung des Kindes, die Knie sind leicht geöffnet.

WIRKUNG:
Diese Übung beugt Ischiasbeschwerden vor und lindert bereits bestehende Beschwerden. Die Bänder rund um die Schambeinfuge werden gestärkt; der Beckenbereich wird gut durchblutet; Oberschenkel, Hüftgelenke, Bauch und Brustkorb werden gedehnt und der Rücken wird geschmeidig. Der Atem kann nun tief in den Bauch hineinfließen und der Bauch und die Bauchorgane sind gut durchblutet.

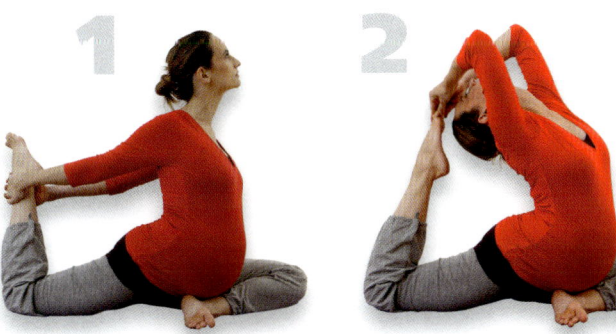

9. **Der halbe Drehsitz** – *Ardha Matsyendrasana*

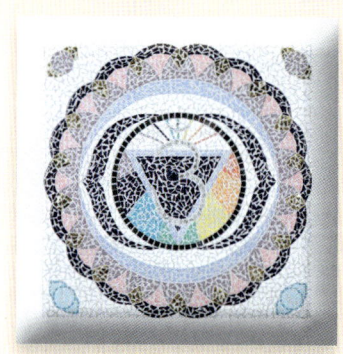

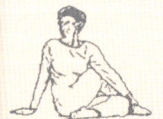

Stirnzentrum – Ajna-Chakra

Abgewandelte Grundposition

1 Nehmen Sie eine bequeme Sitzposition im Schneidersitz ein. Der Rücken ist gerade aufgerichtet. Legen Sie die rechte Hand auf Ihr linkes Knie. Setzen Sie Ihre linke Hand hinter Ihrem Rücken auf den Boden, ohne das Gewicht auf die Hand zu verlagern. Drehen Sie Oberkörper und Kopf nun langsam – Wirbel für Wirbel von der Lendenwirbelsäule nach oben – nach links.

Halten Sie diese Position 3 bis 5 Atemzüge lang und lösen Sie sie dann langsam auf.

2 Üben Sie die Drehung nun nach rechts, wobei Ihre linke Hand auf dem rechten Knie liegt und Sie Ihre rechte Hand hinter sich auf dem Boden aufsetzen.

Halten Sie diese Position wieder 3 bis 5 Atemzüge lang und lösen Sie sie dann langsam auf. Führen Sie eine kleine Gegenbewegung zur anderen Seite aus oder gehen Sie in die Stellung des Kindes.

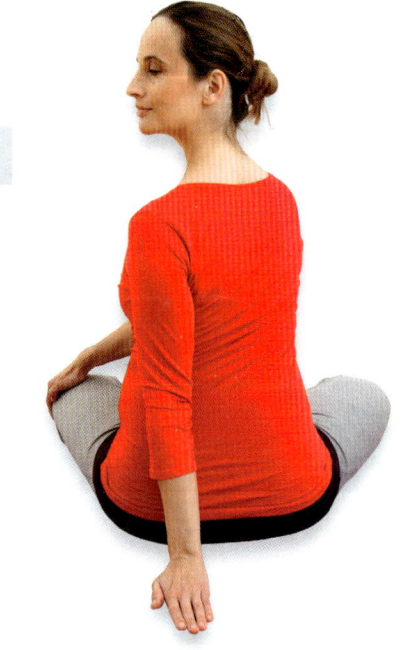

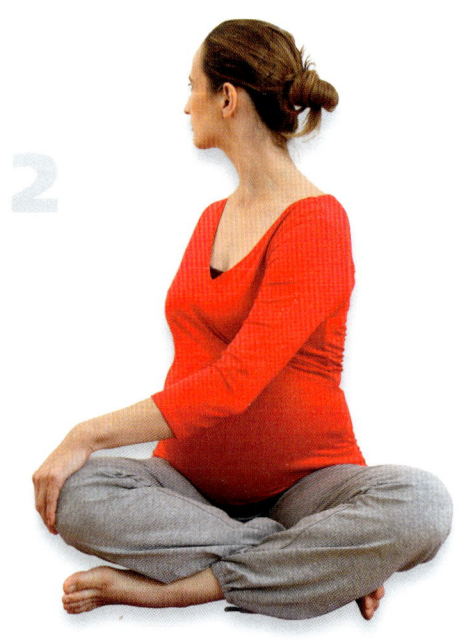

WIRKUNG:
Die gesamte Wirbelsäule – von den Lendenwirbeln bis zu den Halswirbeln – wird
gedreht und gedehnt. Das hält die Wirbelsäule beweglich. Außerdem werden die
Rückenmarksnerven und das Nervensystem
stimuliert; die Bauchmuskulatur wird
massiert und die Bauchorgane werden gut
durchblutet; die Verdauung wird angeregt.
Die Wirkung nimmt in der Wirbelsäule
ihren Anfang und geht von hier aus über
auf die Muskulatur, die Sehnen und die
Nerven bis hin zu den inneren Organen.
Diese *Asana* wirkt sich positiv auf Gallen-
blase, Milz, Nieren, Leber und Darm aus.

Chakra: stimuliert alle Chakren
Tugend: Flexibilität
Drüsen: Bauchspeicheldrüse, Nebennieren,
Eierstöcke

Varianten

Die Drehung im Stehen

1 Stehen Sie stabil auf dem Boden.

2 Stellen Sie Ihren rechten Fuß so neben
den linken, dass Ihre Füße nebeneinander
auf dem Boden stehen und die Außen-
kanten sich berühren. Gehen Sie ein
wenig in die Knie. Strecken Sie mit der
Einatmung Ihre Arme zu beiden Seiten
des Körpers in Schulterhöhe aus.

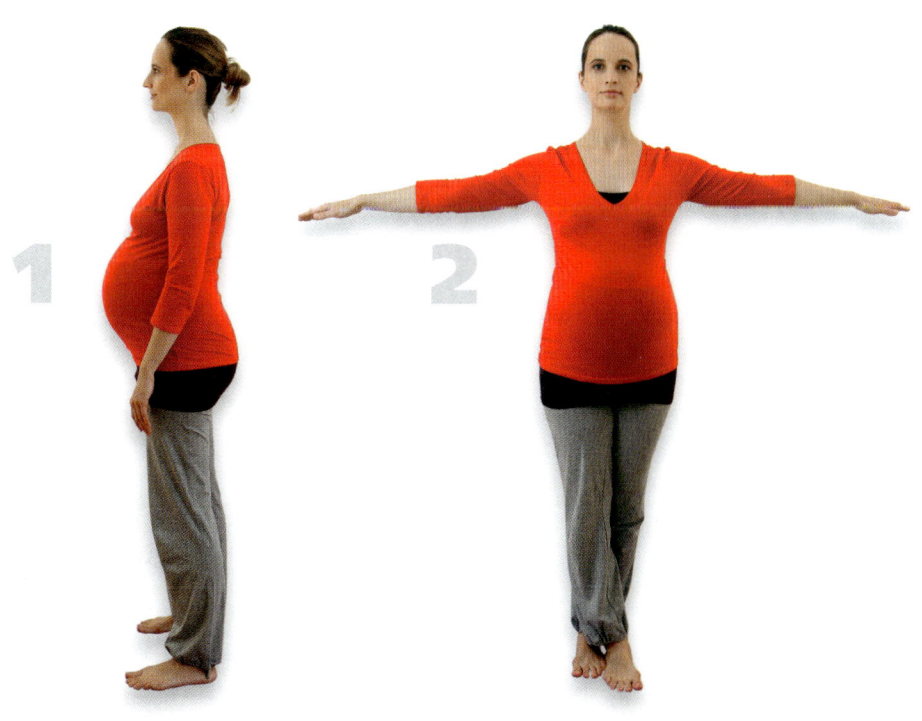

3 Drehen Sie Oberkörper, Kopf und Arme nun langsam mit der Ausatmung nach rechts.

Halten Sie diese Position 3 Atemzüge lang und lösen Sie sie dann langsam wieder auf. Stellen Sie nun den linken Fuß neben den rechten und führen die Bewegung zur linken Seite aus.

WIRKUNG:
Stehende Positionen kräftigen die Beine, sodass Sie Ihr Kind gut tragen können. In den stehenden Stellungen können Sie frei atmen, denn der Bauch behindert Ihre Atmung nicht. Diese Übung wirkt vorbeugend gegen Krampfadern, stärkt die gesamte Rücken- und Armmuskulatur und beruhigt die Nerven.

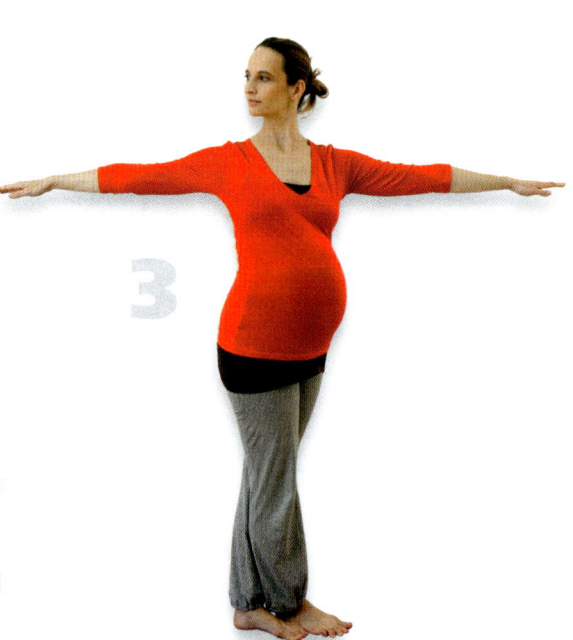

Drehsitz mit einem ausgestrecktem Bein

Sie sitzen gerade aufgerichtet mit lang ausgestreckten geschlossenen Beinen auf dem Boden. Winkeln Sie das rechte Bein an, ziehen Sie den rechten Fuß zu sich heran, so weit es Ihnen angenehm ist, und stellen Sie ihn neben dem linken Bein auf. Ihre rechte Hand greift das rechte Fußgelenk und Ihr Ellenbogen drückt das Knie leicht nach außen. Setzen Sie die linke Hand hinter sich auf dem Boden auf, ohne das Gewicht auf die Hand zu verlagern. Drehen Sie nun Oberkörper und Kopf langsam Wirbel für Wirbel – bei den Lendenwirbeln beginnend – nach links.

Halten Sie diese Position 3 bis 5 Atemzüge lang, lösen Sie sie dann langsam auf und machen Sie die Übung danach zur rechten Seite mit aufgestelltem linken Bein.

Drehbewegung aus der Vorwärtsbeuge im Stehen

Sie stehen stabil mit gerade aufgerichtetem Rücken, Ihre Füße in
einer Grätsche. Beugen Sie sich
nun aus den Hüftgelenken mit
geradem Rücken nach vorn
und setzen Sie Ihre linke Hand
etwa 20 Zentimeter vor sich
in der Mitte zwischen Ihren
Füßen auf dem Boden auf,
um Platz für Ihren Bauch zu
haben. Drehen Sie Oberkörper und Kopf nun langsam
– bei den Lendenwirbeln
beginnend – nach rechts
und bringen Sie dabei

Ihren rechten Arm nach oben. Schauen Sie
in Ihre rechte Handfläche.

Halten Sie die Position 3 bis 5 Atemzüge lang, lösen Sie sie dann langsam auf
und machen Sie die Übung anschließend
zur linken Seite.

WIRKUNG:
Diese Übung ist eine Kombination
aus Vorwärtsbeuge und Drehung.
Die Beine werden gedehnt, die
Wirbelsäule erfährt eine angenehme Drehung und die
inneren Organe werden
massiert. Hüftgelenke und
Nackenbereich werden
ebenfalls gedehnt.

Variante: Für geübte Frauen in der frühen Schwangerschaft

Der Drehsitz im halben Lotos

Sie sitzen in der halben Lotossitzposition;
Ihr linkes Bein liegt oben. Legen Sie die
rechte Hand auf Ihr linkes Knie. Drehen
Sie Oberkörper und Kopf nun langsam
– bei den Lendenwirbeln beginnend –
nach links. Die linke Hand greift hinter
dem Rücken Ihren linken Fuß. Ihr Kopf
schaut über die linke Schulter.

Halten Sie diese Position 5 Atemzüge
lang, lösen Sie sie dann langsam auf und
führen Sie die Übung danach zur anderen Seite aus. Wenn Sie diese Position
ebenfalls aufgelöst haben, führen Sie eine
kleine Gegenbewegung zur anderen Seite
aus.

Variante: Sie können diese Position
natürlich auch im vollen Lotos ausführen.

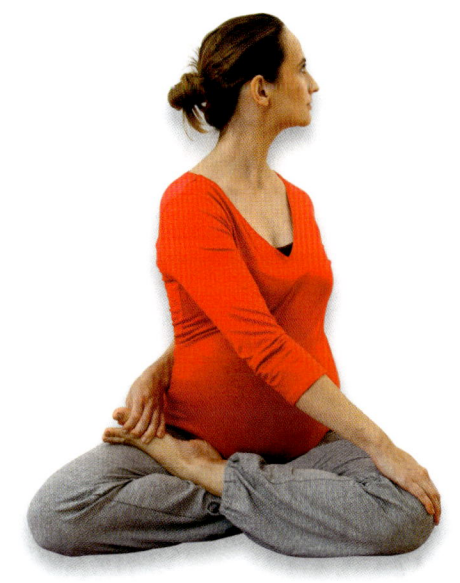

10. **Die Krähe** – *Kakasana*

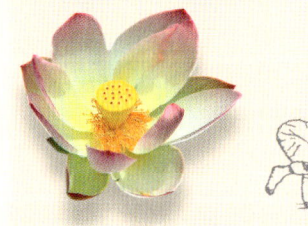

Abgewandelte Grundposition:
Der Baum

Sie stehen stabil und aufrecht, Ihre Beine sind geschlossen. Wie ein Baum sind Sie fest im Boden verwurzelt. Winkeln Sie das rechte Bein an und stellen Sie die Fußsohle innen am linken Oberschenkel – so weit wie möglich in Richtung Schritt – ab.

Keinem Chakra zugeordnet

Das rechte Knie zeigt nach außen. Fixieren Sie mit Ihren Augen einen Punkt vor sich und finden Sie Ihr Gleichgewicht. Legen Sie die Handflächen vor dem Brustkorb aneinander und schieben Sie Ihre Hände langsam nach oben, bis die Arme gestreckt sind.
   Halten Sie diese Position 3 Atemzüge lang und lösen Sie sie dann langsam auf. Führen Sie die Übung anschließend mit dem linken Bein aus.

Wenn Sie sich geistig und körperlich angespannt und nervlich aufgewühlt fühlen, praktizieren Sie diese ausgleichende Übung: Sie werden erfahren, wie sowohl körperliche als auch geistige Unausgewogenheiten ihre Kraft verlieren. Außerdem werden in dieser Position Fuß- und Beinmuskulatur gestärkt.

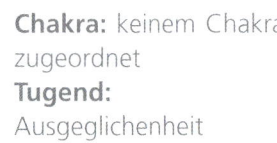

WIRKUNG:
Der Baum gehört zu den Gleichgewichtsübungen, bei denen Standfestigkeit, innere Balance und Erdung im Vordergrund stehen. Diese Position stärkt das Gespür für körperliches Gleichgewicht. Wenn Sie sicher auf Ihren Füßen stehen, kann sich Ihr ganzer Körper entspannen. Kleine Unausgewogenheiten in der Haltung lösen sich auf. Es entsteht mehr Raum in Brustkorb, Schulter und Hals. Sie finden Ihr inneres Gleichgewicht.

Chakra: keinem Chakra zugeordnet
Tugend: Ausgeglichenheit

Variante: Diese Position können Sie auch im halben Lotos (siehe Foto links) ausführen.

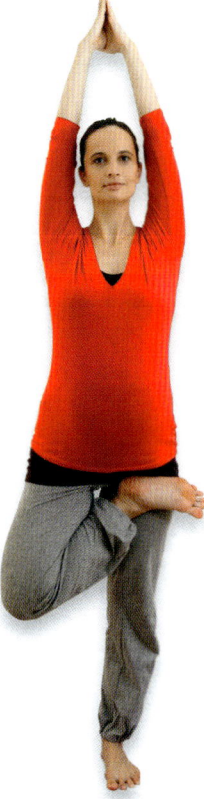

Varianten

Die Waage

1 Sie stehen stabil, die Füße in hüftbreitem Abstand. Ihr Kopf und Ihr Rücken befinden sich in einer Linie, nehmen Sie das Kinn ein wenig zur Brust. Legen Sie die Handflächen im Rücken so aneinander, dass die Fingerspitzen nach oben zeigen.

2 Rechtes Bein, Rücken und Kopf bleiben nun in einer Linie und Sie beugen sich mit dem Oberkörper aus den Hüftgelenken heraus langsam nach vorn. Dabei löst sich gleichzeitig das rechte Bein vom Boden und bewegt sich gestreckt so weit nach oben, bis Oberkörper und Bein in der Waagrechten angekommen sind. Kopf und Nacken bleiben gerade. Dehnen Sie den Brustkorb.
   Halten Sie diese Position 3 Atemzüge lang und lösen Sie sie dann langsam auf. Danach führen Sie die Übung mit dem anderen Bein aus.

Der Krieger

Bringen Sie Ihre Beine in eine breite Grätsche. Die Füße stehen parallel zueinander und die Zehen zeigen nach vorn. Drehen Sie den linken Fuß nach links, sodass die Fußspitze nach außen zeigt. Der rechte Fuß zeigt parallel nach vorn. Beugen Sie das linke Bein und lassen Sie sich in Ihr linke Knie hineinsinken. Das rechte Bein bleibt gestreckt. Strecken Sie Ihre Arme zu beiden Seiten aus, die Handflächen zeigen nach unten, und drehen Sie Ihren Kopf nach links, um zur linken Hand zu schauen.
   Halten Sie diese Position 3 Atemzüge lang und lösen Sie sie dann langsam auf. Anschließend führen Sie die Übung zur anderen Seite aus.

WIRKUNG:
Fuß-, Bein-, Rücken- und Schultermuskulatur werden gestärkt, der Gleichgewichtssinn wird geschult, die Hüftgelenke werden gedehnt und das Nervensystem wird positiv beeinflusst.

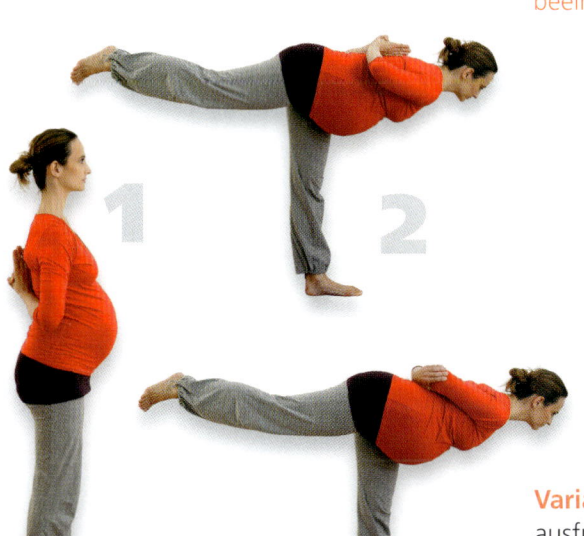

Variante: Sie können diese Position auch ausführen, indem Sie hinter dem Rücken Ihre Ellenbogen greifen.

Der Tänzer

1 Sie stehen aufrecht. Verlagern Sie Ihr Gewicht auf Ihr linkes Bein, winkeln Sie Ihr rechtes Bein nach hinten an und umfassen Sie das rechte Fußgelenk mit der rechten Hand. Strecken Sie den linken Arm senkrecht nach oben und fixieren Sie mit den Augen einen Punkt vor sich. Finden Sie Ihr Gleichgewicht. Dehnen Sie Ihren Brustkorb und halten Sie die Oberschenkel parallel zueinander.

2 Wenn Sie Ihr Gleichgewicht gut halten können, drücken Sie Ihren Fuß nach hinten und ziehen Sie ihn gleichzeitig mit der Hand, so weit es Ihnen möglich ist, nach hinten und oben. Dabei dehnt sich die Hüftmuskulatur. Der linke Arm bleibt nach oben gestreckt. Beugen Sie sich dabei nicht zu weit nach vorn.

Halten Sie diese Position 3 Atemzüge lang und lösen Sie sie dann langsam auf. Führen Sie die Übung anschließend mit dem anderen Bein aus.

Variante: Für geübte Frauen in der frühen Schwangerschaft

Der Tänzer

Wenn Sie gelenkig sind, können Sie weiter in diese Position hineingehen. Greifen Sie die Zehen Ihres rechten Fußes, ziehen Sie den Fuß nach oben und drehen Sie dabei Ihren Ellenbogen nach oben. Bringen Sie Ihren linken Arm über Ihren Kopf und legen Sie die linke Hand auf Ihren rechten Unterarm oder greifen Sie Ihren Fuß.

Halten Sie diese Position 3 Atemzüge lang und lösen Sie sie dann langsam auf. Führen Sie die Übung anschließend mit dem anderen Bein aus.

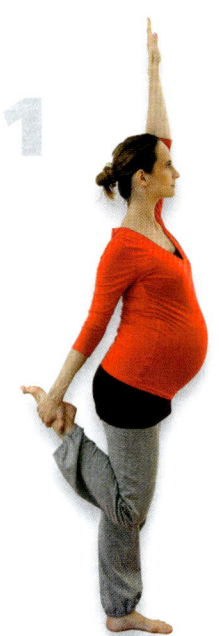
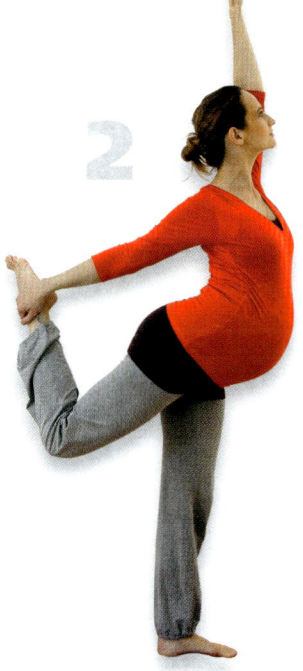
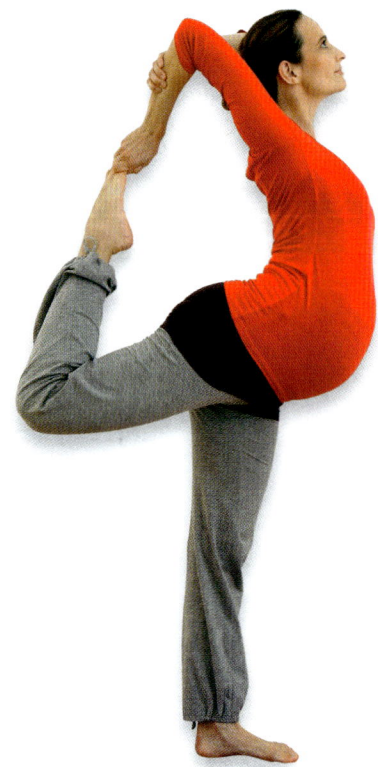

11. **Die Vorwärtsbeuge im Stehen** – *Pada Hastasana*

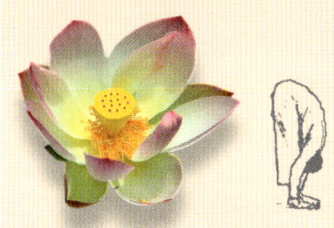

Keinem Chakra zugeordnet

Abgewandelte Grundposition

Sie stehen aufrecht und stabil, Ihre Beine bringen Sie in eine leichte Grätsche. Strecken Sie die Arme senkrecht nach oben aus und lassen Sie Ihren Oberkörper und Ihre Arme aus den Hüftgelenken heraus mit geradem Rücken langsam nach vorn sinken. Setzen Sie die Hände entweder auf den Beinen oder auf dem Boden zwischen den Beinen ab. Lassen Sie den Kopf hängen. Die Beine bleiben gestreckt.

Halten Sie diese Position 2 bis 3 Atemzüge lang und kommen Sie dann wieder langsam nach oben, indem Sie Ihren Rücken Wirbel für Wirbel aufrollen. Die Arme und der Kopf bleiben entspannt hängen. Zum Schluss heben Sie den Kopf und bleiben noch einen Moment im Stehen auf den Atem zentriert.

Variante: Verschränken Sie, unten angekommen, Ihre Arme, damit die Oberarme frei hängen und die Schultergelenke optimal entspannen können.

WIRKUNG:
Bein- und Hüftmuskulatur sowie die Muskulatur im unteren Rücken werden gedehnt, durch die Schwerkraft dehnen sich Muskeln und Bänder auf der Körperrückseite und es werden Halswirbelsäule, Schultern und Nacken entlastet.

Chakra: keinem *Chakra* zugeordnet
Nachdem bei den Yoga-Positionen bereits alle *Chakren* stimuliert wurden, wird mit dieser *Asana* die Energie noch einmal gesammelt und vom *Muladhara-Chakra* zum *Sahasrara-Chakra* gezogen.

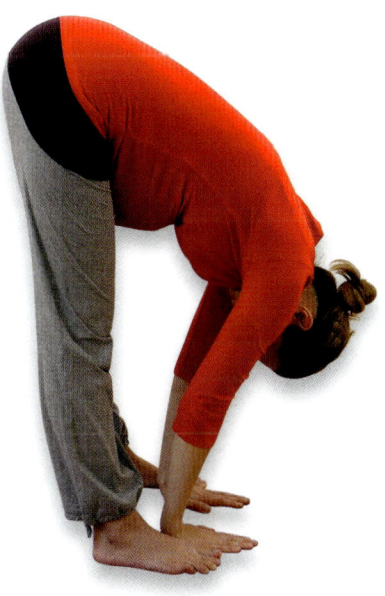

12. **Das Dreieck** –
Trikonasana

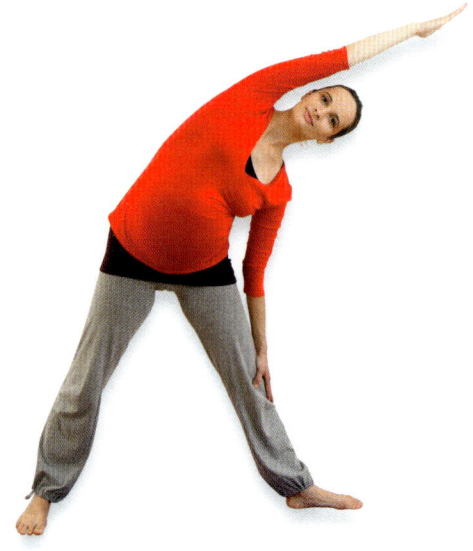

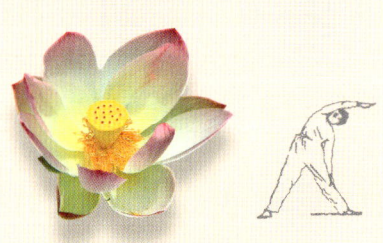

Keinem Chakra zugeordnet

Grundposition

Bringen Sie die Beine in eine Grätsche. Drehen Sie Ihren linken Fuß nach außen. Die linke Ferse befindet sich auf der Höhe des rechten Spanns. Atmen Sie ein und strecken Sie den rechten Arm neben dem Ohr nach oben. Ihr Becken bleibt nach vorn ausgerichtet. Neigen Sie Ihren Oberkörper nach links. Ihr linker Arm gleitet am linken Bein nach unten in Richtung Fuß. Atmen Sie tief in die gedehnte rechte Körperseite hinein.

Halten Sie diese Position über 3 Atemzüge und lösen Sie sie dann langsam auf. Führen Sie die Übung anschließend zur anderen Seite aus.

WIRKUNG:
Die Wirbelsäule wird seitlich gedehnt, die Zwischenrippenmuskulatur wird gedehnt. Diese Übung hilft Ihnen, im Inneren viel Platz für Ihr Baby zu schaffen. Das Dreieck wirkt vorbeugend gegen Verstopfung.

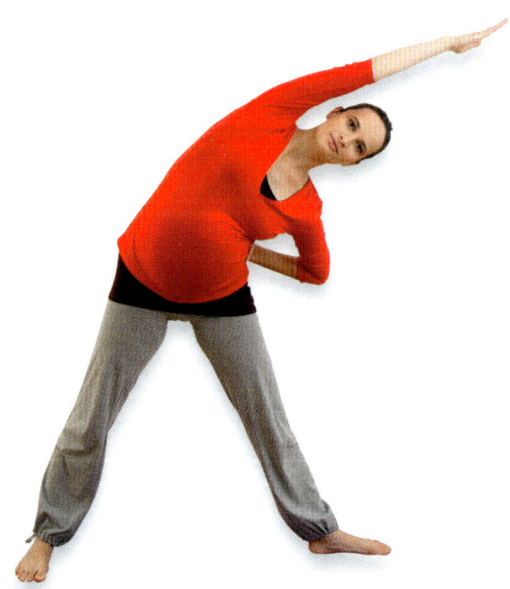

Variante: In der späten Schwangerschaft können Sie sich mit der Hand des nicht gestreckten Arms auf Höhe der Hüfte abstützen.

Chakra: keinem Chakra zugeordnet
Energetisch: Diese Position wirkt ausgleichend auf die beiden Hauptenergiekanäle *Ida* (kühlende Mondenergie) und *Pingala* (die wärmende Sonnenenergie).

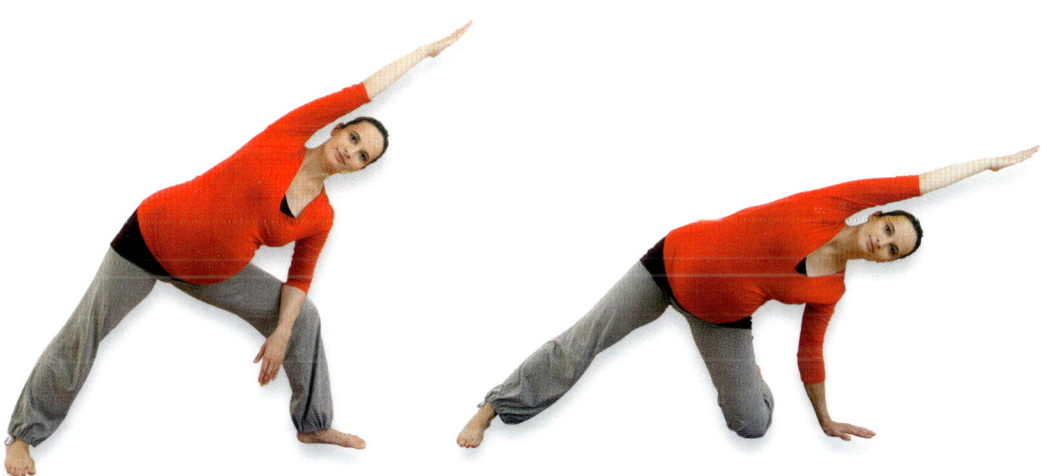

Varianten

Das Dreieck mit gebeugtem Bein

Sie stehen in einer breiten Grätsche, der linke Fuß ist nach außen gedreht. Strecken Sie Ihren rechten Arm neben dem Ohr nach oben. Beugen Sie das linke Bein und neigen Sie Ihren Oberkörper dabei zur linken Seite. Ihr rechter Arm bleibt gestreckt neben dem rechten Ohr. Stützen Sie sich mit dem linken Ellenbogen auf Ihrem gebeugten Knie ab. Strecken Sie den rechten Arm lang über dem Kopf aus. Halten Sie den Kopf in Verlängerung der Wirbelsäule.

Halten Sie diese Position 3 bis 5 Atemzüge lang und lösen Sie sie dann langsam auf. Führen Sie die Übung anschließend zur anderen Seite aus.

Das Dreieck im Knien

Kommen Sie auf die Knie. Strecken Sie das rechte Bein weit zur Seite aus und stellen Sie Ihren rechten Fuß ganz auf dem Boden auf. Strecken Sie den rechten Arm weit über dem Kopf aus. Neigen Sie Ihren Oberkörper nach links und stützen Sie sich mit der linken Hand auf dem Boden ab. Wirbelsäule, Kopf und Arm befinden sich in einer Linie.

Halten Sie diese Position 3 bis 5 Atemzüge und lösen Sie sie dann langsam auf. Führen Sie die Übung anschließend zur anderen Seite aus.

Die Endentspannung – *Savasana*

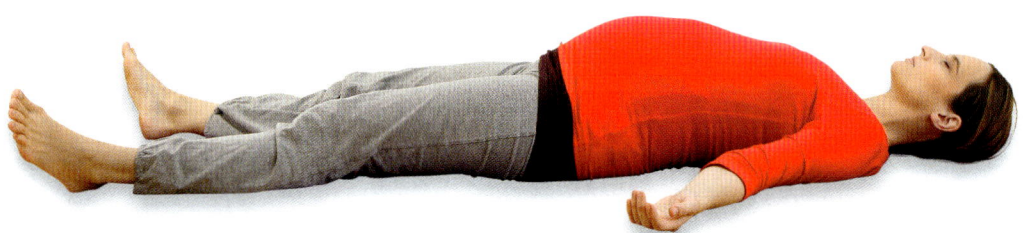

Um eine vollständige körperliche und geistige Entspannung zu erreichen, ist die Entspannung zu Beginn der Yoga-Übungssequenz genauso wichtig wie die Entspannung nach der Praxis. In der Anfangsentspannung lösen wir uns von allen Alltagsgedanken und sammeln uns, indem wir die Aufmerksamkeit auf unsere Atmung richten. In der Endentspannung können die Übungen ihre Wirkung in unserem Körper und in unserem Geist voll entfalten. Die *Asanas* wirken wie eine Akupressur auf das System der *Nadis* (*Meridiane* oder Energiebahnen) und diese Stimulation kann sich in der Ruhephase in Körper, Geist und Seele entfalten. Die Lebensenergie *(Prana)* verteilt sich jetzt gleichmäßig im Körper und löst so Stress und geistige Blockaden auf. Alle Aspekte unseres Wesens fließen wieder zu einem harmonischen Ganzen zusammen.

Während der Endentspannung sinken Körpertemperatur und Blutdruck. Decken Sie sich am besten zu, möglicherweise wird Ihnen sonst kalt.

Nehmen Sie jetzt eine Entspannungsposition ein, die für Sie bequem ist:

Sie liegen auf der Yoga-Matte auf dem Rücken. Strecken Sie Ihre Beine aus, die Füße liegen hüftbreit auseinander und die Zehen fallen nach außen. Ihre Arme liegen ein wenig vom Körper entfernt, die Handflächen zeigen nach oben. Lassen Sie Schultern und Kopf in die Yoga-Matte sinken. Entspannen Sie Ihr Gesicht und die Finger …

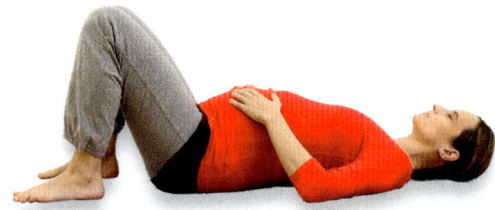

Vielleicht tut Ihnen auch diese Position gut: Winkeln Sie Ihre Beine an. Ihre Füße stehen in hüftbreitem Abstand. Legen Sie die Hände auf Ihren Bauch.

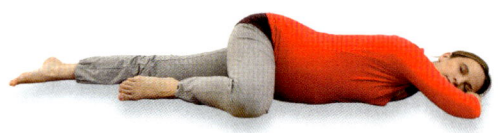

Wenn Sie sich in der Rückenlage nicht mehr wohlfühlen, legen Sie sich in die Seitenlage.

Wenn Sie auf dem Rücken liegen können, spannen Sie alle Teile Ihres ganzen Körpers jetzt noch einmal an:

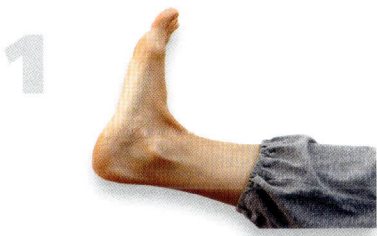

Mit dem Einatmen heben Sie Ihr rechtes Bein etwa 5 Zentimeter an. Ziehen Sie Ihre Zehen zu sich heran. Halten Sie ein paar Sekunden lang den Atem an. Mit dem Ausatmen lassen Sie Ihr rechtes Bein wieder sinken. Wiederholen Sie die Übung mit dem linken Bein.

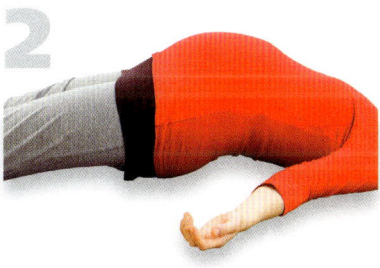

Mit dem Einatmen heben Sie Becken und Gesäß an. Halten Sie den Atem einige Sekunden an und spannen sie dabei Ihre Gesäßmuskeln an. Lösen Sie die Spannung mit der Ausatmung.

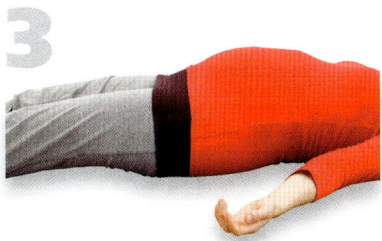

Drücken Sie mit dem Einatmen den unteren Rücken fest gegen den Boden. Halten Sie während der Anspannung den Atem einige Sekunden lang an. Lösen Sie die Spannung mit dem Ausatmen.

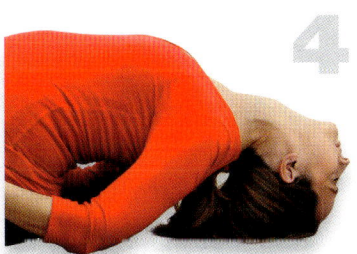

Lösen Sie mit dem Einatmen den oberen Rücken von der Matte. Legen Sie dabei den Kopf in den Nacken und stützen Sie sich auf Ihren Armen ab. Ziehen Sie in dieser Stellung die Schulterblätter fest zusammen. Halten Sie den Atem während der Anspannung ein paar Sekunden an. Lösen Sie die Spannung mit dem Ausatmen.

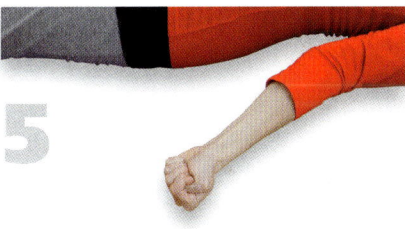

Mit dem Einatmen ballen Sie Ihre Hände fest zu Fäusten. Spannen Sie die Arme an und heben Sie sie vom Boden. Halten Sie den Atem einige Sekunden an. Mit dem Ausatmen lösen Sie die Spannung.

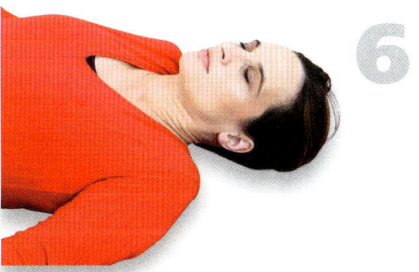

Mit dem Einatmen ziehen Sie die Schultern zu den Ohren. Halten Sie den Atem einige Sekunden an. Mit dem Ausatmen lösen Sie die Spannung.

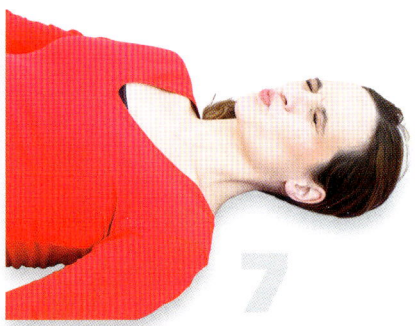

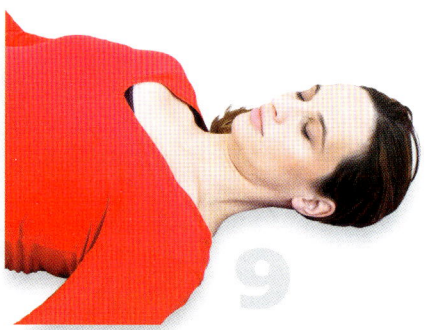

Ziehen Sie mit dem Einatmen alle Gesichtsmuskeln zur Nasenspitze hin zusammen. Halten Sie den Atem für einige Sekunden an. Mit dem Ausatmen lösen Sie die Spannung.

Mit dem Ausatmen ziehen Sie Ihr Kinn zum Brustbein und strecken so Ihren Nacken. Halten Sie den Atem einige Sekunden an. Lösen Sie die Spannung mit dem Ausatmen.

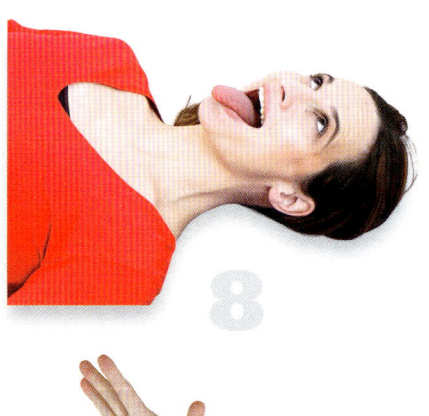

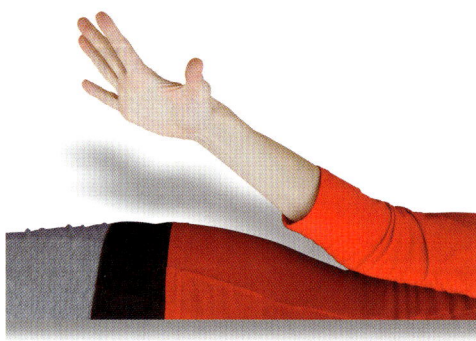

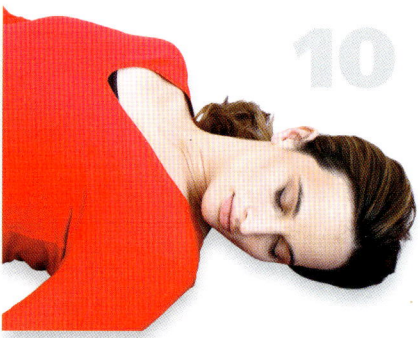

Drehen Sie den Kopf mit dem Einatmen langsam zu einer Seite. Mit dem Ausatmen kommen Sie zur Mitte und mit dem nächsten Einatmen drehen Sie den Kopf zur anderen Seite. Mit dem Ausatmen kommen Sie wieder zurück zur Mitte.

Atmen Sie noch einmal tief ein – Ihr Atem fließt bis tief in Ihren Bauch hinunter –, und mit dem Ausatmen lassen Sie die Schwerkraft zu und nehmen wahr, wie Ihr Körper noch ein wenig mehr in die Yoga-Matte hineinsinkt. Der Atem fließt nun ruhig ein und aus. Ihre Augen sind geschlossen.

Mit dem Einatmen legen Sie den Kopf ein wenig in den Nacken, rollen die Augen nach oben in Richtung Stirn. Strecken Sie weit die Zunge heraus und spreizen Sie Ihre Finger weit. Halten Sie die Anspannung einige Sekunden. Mit dem Ausatmen lösen Sie sie wieder auf.

Beginnen Sie mit der folgenden Autosuggestion:

Autosuggestion

• Beginnen Sie bei den Zehen, und nehmen Sie wahr, wie eine Welle der Entspannung sich in Ihrem Körper ausbreitet. Sie spüren, wie sich Ihre Füße, Ihre Zehen, und Ihre Fußsohlen vollständig entspannen.

• Fühlen Sie, wie sich die Entspannung langsam in Ihren Beinen nach oben bewegt. Knie und Oberschenkel sind entspannt.

• Nehmen Sie wahr, wie diese Entspannung sich im Beckenbereich und im Unterleib ausbreitet. Alle inneren Organe sind entspannt. Verweilen Sie einen Moment bei Ihrem Baby. Und die Entspannung fließt weiter über Ihre Hüften, Ihr Gesäß, den unteren Rücken, in den mittleren Rücken … und danach in den oberen Rücken. Sie lassen vollkommen los und Ihr Körper sinkt tief in die Unterlage hinein. Der Boden trägt ihn ganz sicher.

• Die Entspannung steigt nun höher hinauf in den Brustraum, der sich mit dem Atem langsam hebt und senkt.

• Dann fließt die Entspannung weiter in Ihre Arme. Oberarme, Unterarme, Hände und Finger lassen vollständig los.

• Nacken und Schultern sind entspannt, und Sie nehmen wahr, wie die Entspannung durch Ihren Hals nach oben in den Kopf hineinfließt und ihre Schädeldecke erreicht.

• Alle Gesichtsmuskeln haben losgelassen. Ihre Stirn ist glatt. Die Entspannung hat Ihre Augen erreicht, die ruhig in ihren Höhlen ruhen. Mund, Zunge und Kiefer sind entspannt.

• Der Geist ist nun wie ein stiller klarer See.

Lassen Sie Ihre Aufmerksamkeit auf Ihrem Atem ruhen und bleiben Sie dabei wach. Erleben und genießen Sie die Entspannung ganz bewusst. Bleiben Sie mindestens 15 Minuten in diesem Zustand von körperlicher und geistiger Entspannung liegen.

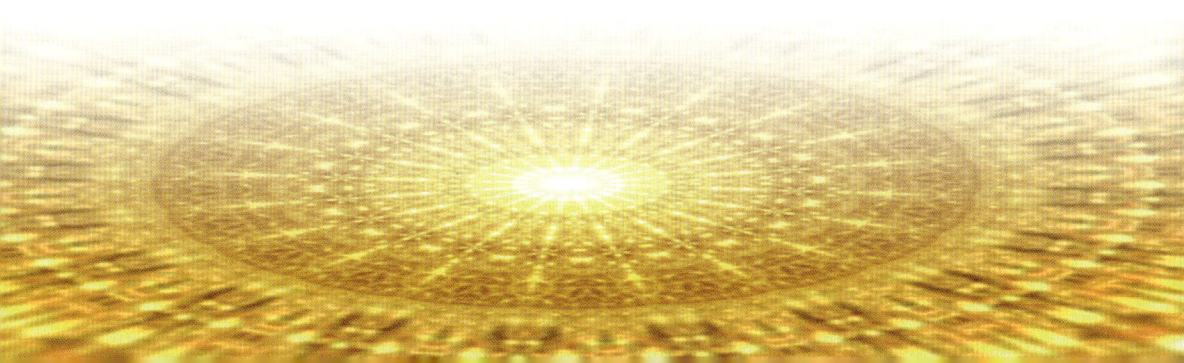

Die Baby-Meditation

Entspannen Sie sich in einer bequemen Position. Bringen Sie Ihren Körper in eine Lage, in der es ihm leicht fällt, loszulassen. Lassen Sie alle Anspannung aus Ihrem Körper hinausfließen. Geben Sie Ihrem Körper die Erlaubnis, weich und offen zu sein. Erlauben Sie sich den Luxus der Besinnlichkeit und der Meditation. Gestatten Sie sich, langsamer zu werden.

Nimm ein paar tiefe Atemzüge durch die Nase und lass den Atem bis in den Bauch hinunterfließen. Atme tief ein und aus … Lass Gedanken und Bilder in deinem Inneren vorüberziehen wie Wolken am Himmel … beobachte sie, ohne sie zu bewerten oder dich mit ihnen zu identifizieren. Lass sie einfach kommen und gehen … während du dich sicher und geborgen fühlst und dein Körper sich mehr und mehr entspannt.

Deine tiefe gleichmäßige Atmung trägt dich ganz nach innen … tief in dich hinein. Stell dir eine blühende Landschaft vor, in der es einen ruhigen See gibt. Und deine Gedanken werden so ruhig und klar wie dieser See. Du kommst ganz bei dir selbst an. Sanft legst du die Hände auf deinen Bauch und spürst deine ruhigen und tiefen Atembewegungen. Du verbindest dich mit deinem Baby, das ganz geschützt von dir getragen wird, umarmt von der Wärme und sanften Berührung des Fruchtwassers. Du nimmst die zarten Bewegungen des kleinen Körpers, der kleinen Hände und Füße wahr, die dich wissen lassen: Es ist da. Du nimmst das kleine Gesicht wahr, die Augen, die Nase, den Mund und die Lippen, die schon die ersten Saugbewegungen machen. Mit jedem tiefen Atemzug, den du machst, schickst du deinem Baby neue Energie zum Wachsen. Du wiegst es sanft in Sicherheit und bist immer für es da.

Beenden Sie die Meditation sanft und wiederholen Sie mehrmals das *Mantra* OM.

„Spüre die Stille, höre die Stille, berühre und schmecke die Stille. Stille ist die Musik deiner Seele."

Swami Vishnudevananda

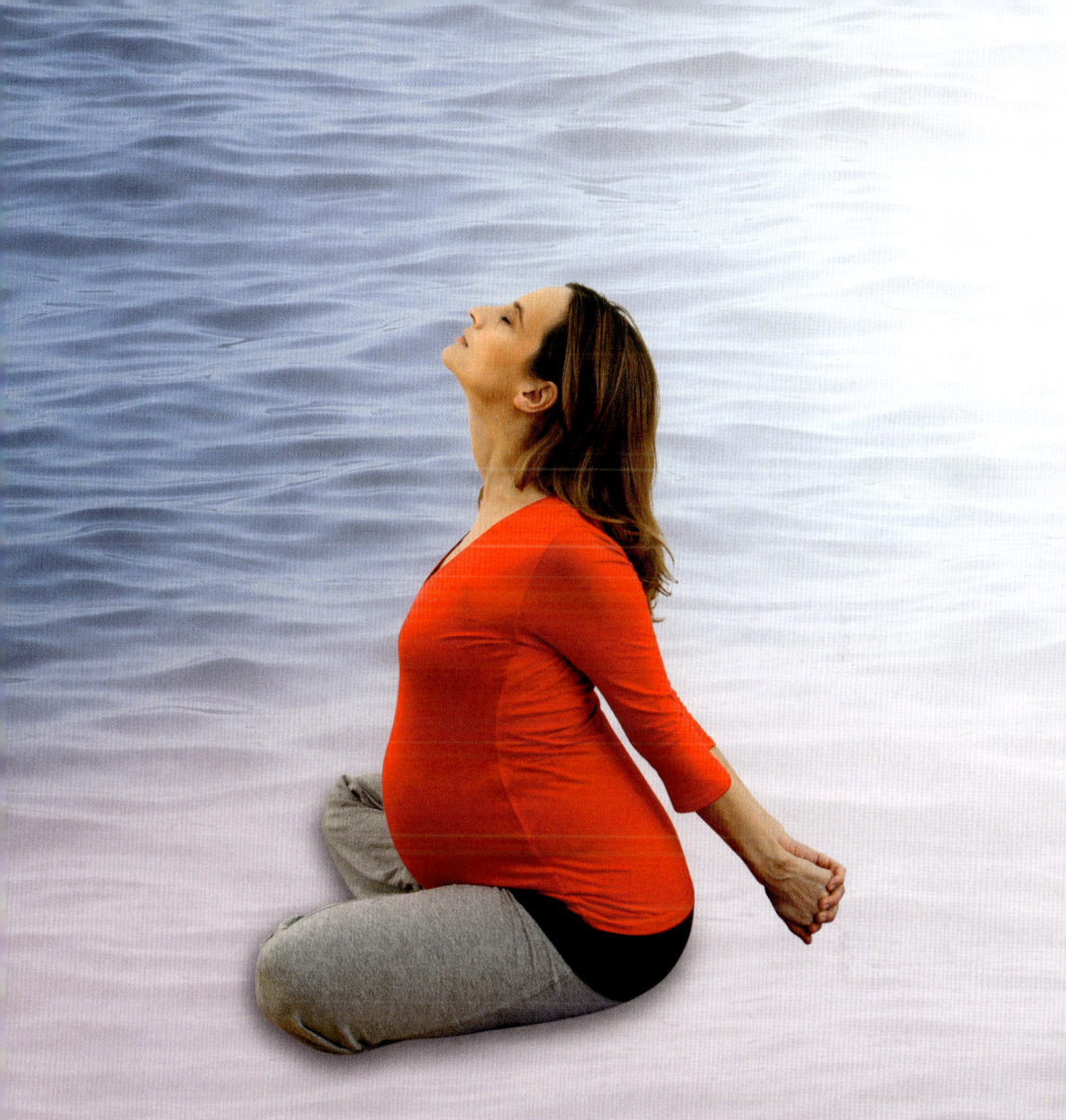

Teil III

ÜBUNGSFOLGEN FÜR
SCHWANGERE

Diese verschiedenen Übungsfolgen für werdende Mütter enthalten ein 30- beziehungsweise 80-minütiges Programm. Sie finden zuerst noch einmal die klassische Yoga-Übungsfolge, die Sie bereits aus Teil II, „Yoga praktizieren", kennen, im Überblick dargestellt.

Damit Sie beim Üben Abwechslung haben, haben wir eine weitere 80-minütige Übungsfolge mit Varianten für Sie zusammengestellt, die Sie während der ganzen Schwangerschaft praktizieren können. Sollten Sie eine kürzere Yoga-Sequenz bevorzugen, dann praktizieren Sie einfach eine der beiden 30-minütigen Übungsfolgen. Wenn Sie in den letzten beiden Schwangerschaftsmonaten ein sanfteres Yoga-Programm bevorzugen, finden Sie hier eine 80-minütige Yoga-Übungsfolge. Die sanfte Yoga-Sequenz kann bei Bedarf auch während der gesamten Schwangerschaft geübt werden.

Behalten Sie beim Üben Ihr eigenes Wohlbefinden und das Wohl Ihres Kindes im Auge. Beginnen Sie mit einer kurzen Entspannung und lassen Sie sich nach dem Üben genug Zeit für die Endentspannung. Üben Sie nie, ohne sich vorher mit dem Sonnengruß aufgewärmt zu haben.

Auf jede *Asana* folgt eine Entspannungs- oder Ausgleichsposition (siehe unter „Die 12 *Asanas*", Seite 80 ff.).

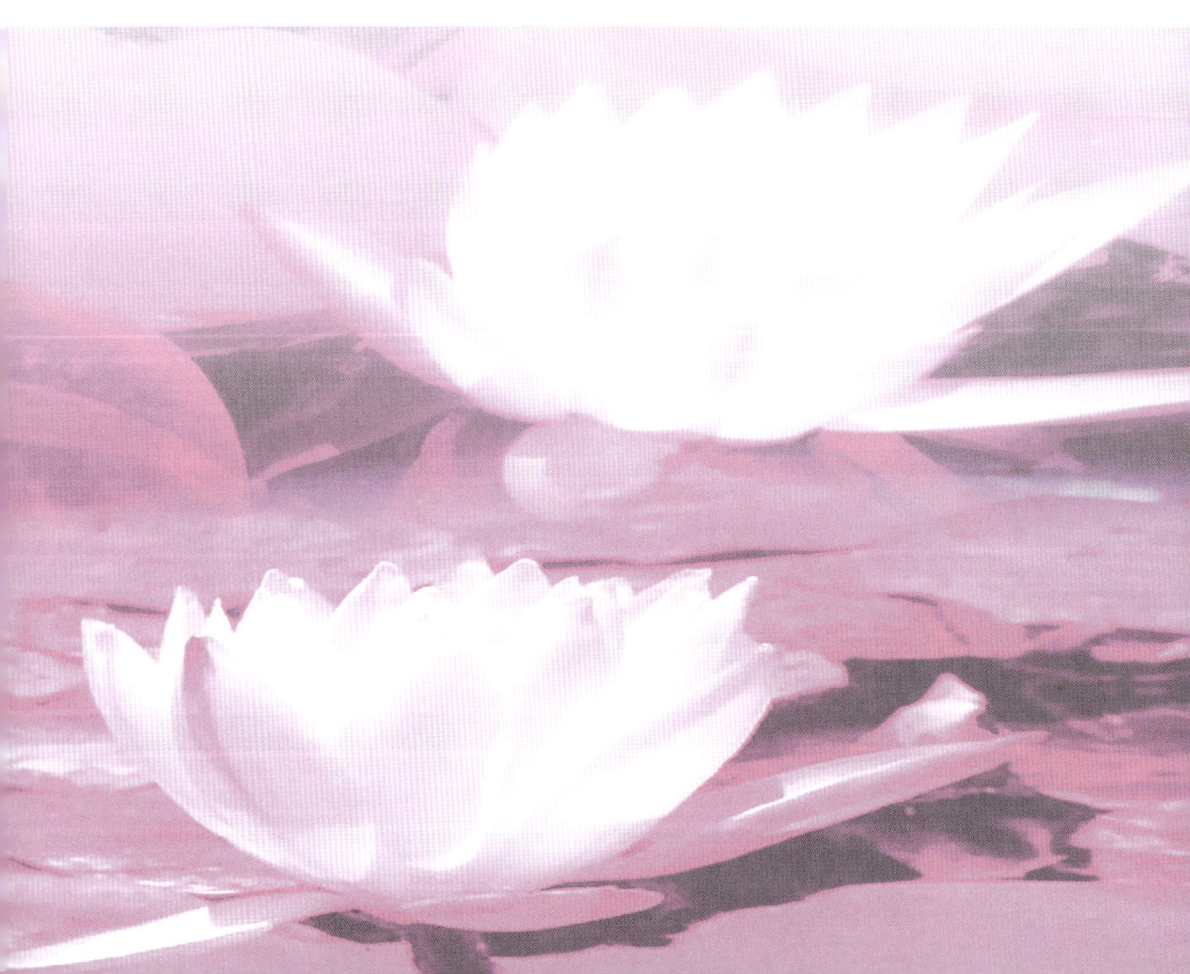

Die klassische Yoga-Übungsfolge – im Überblick

Etwa 80 Minuten

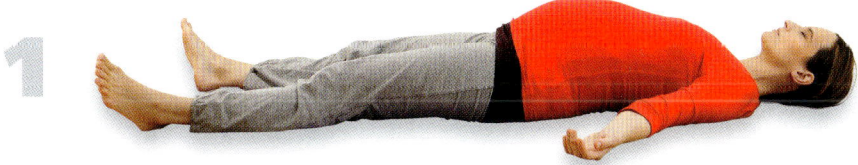

Die Anfangsentspannung

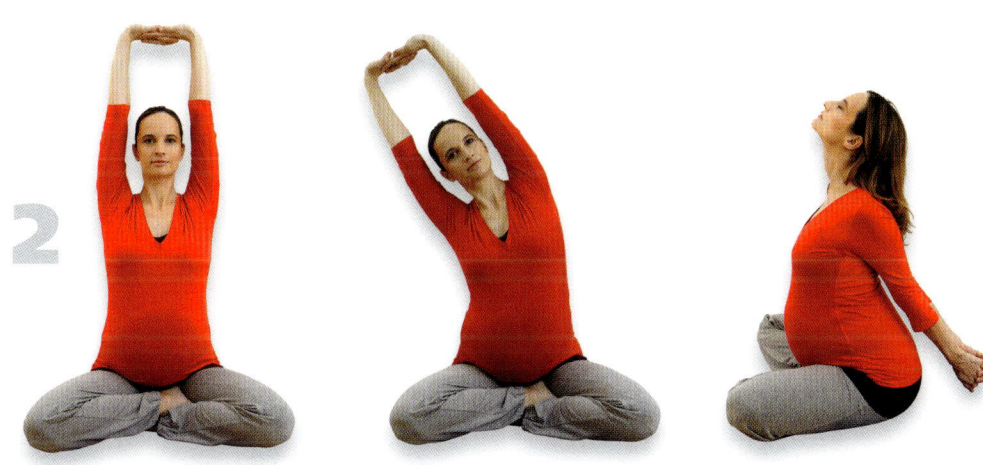

Vorbereitende Übung: Schulter-Nacken-Übungen

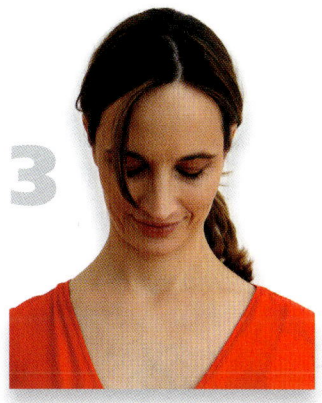

Vorbereitende Übung: Den Kopf kreisen lassen

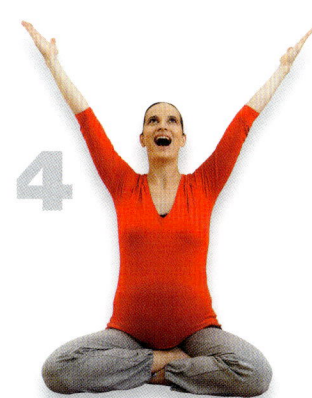

Atemübung: Die tönende Atmung

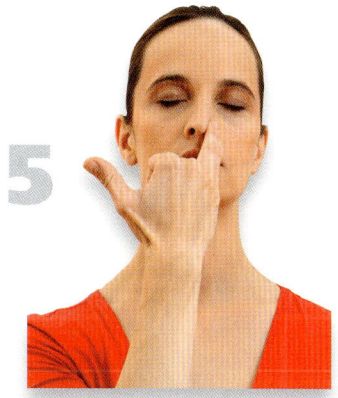

Atemübung: Die Wechselatmung

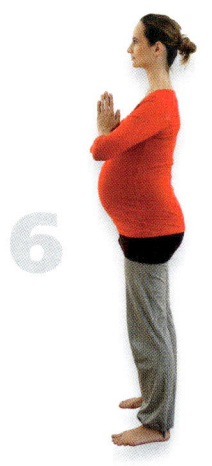

Der Sonnengruß

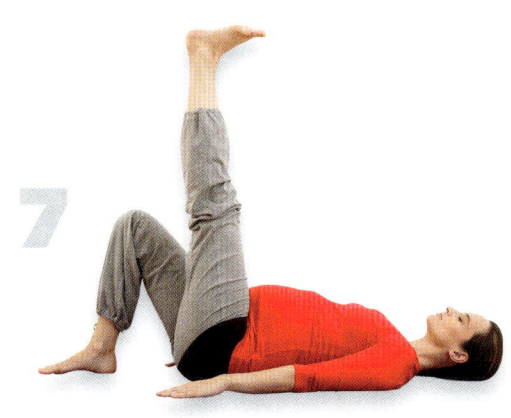

Einfache Dehnübung: Beinübungen in Rückenlage

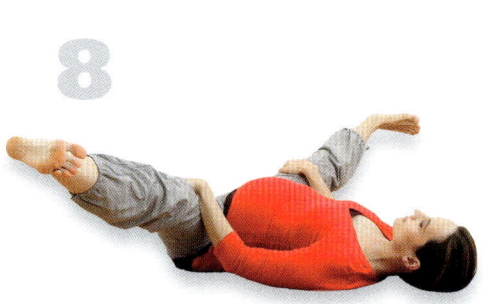

Einfache Dehnübung: Beinübungen in Rückenlage

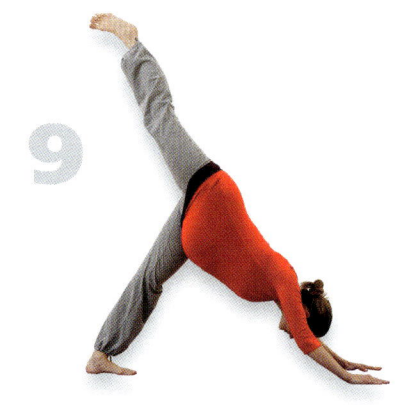

Der Kopfstand (abgewandelte Grundposition)

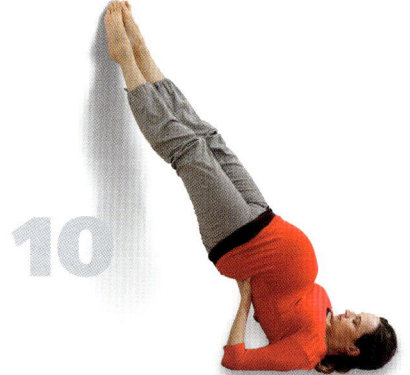

Der Schulterstand (abgewandelte Grundposition)

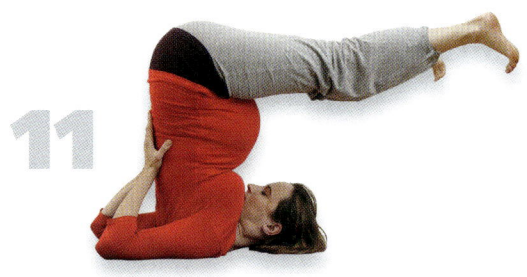

Der Pflug

12

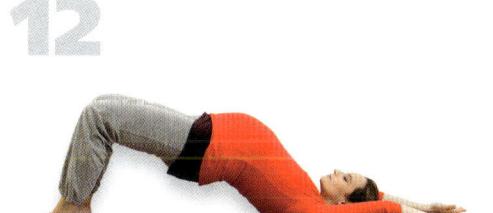

Die Brücke

13

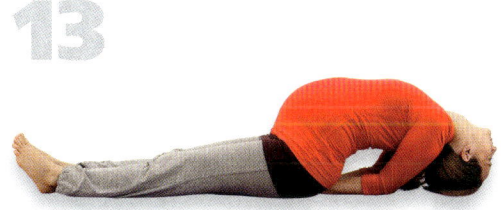

Der Fisch

14

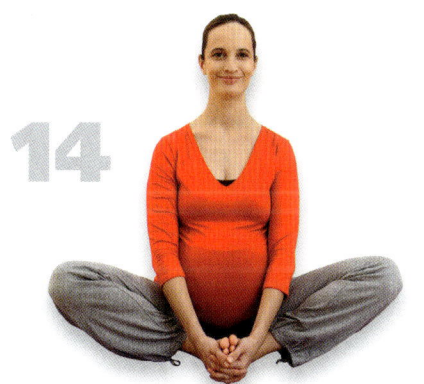

Der Schmetterling

15

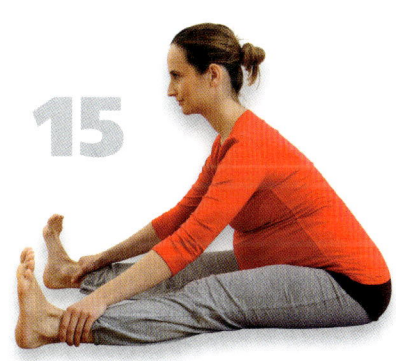

Die Vorwärtsbeuge im Sitzen

16

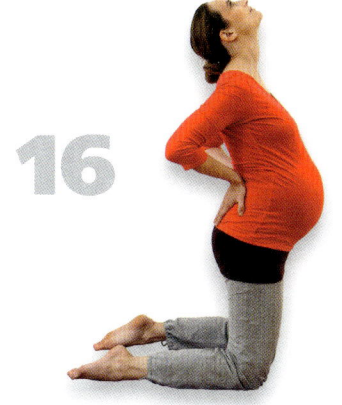

Das Kamel

17

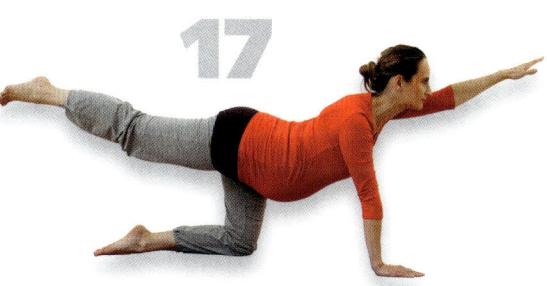

Die Katze

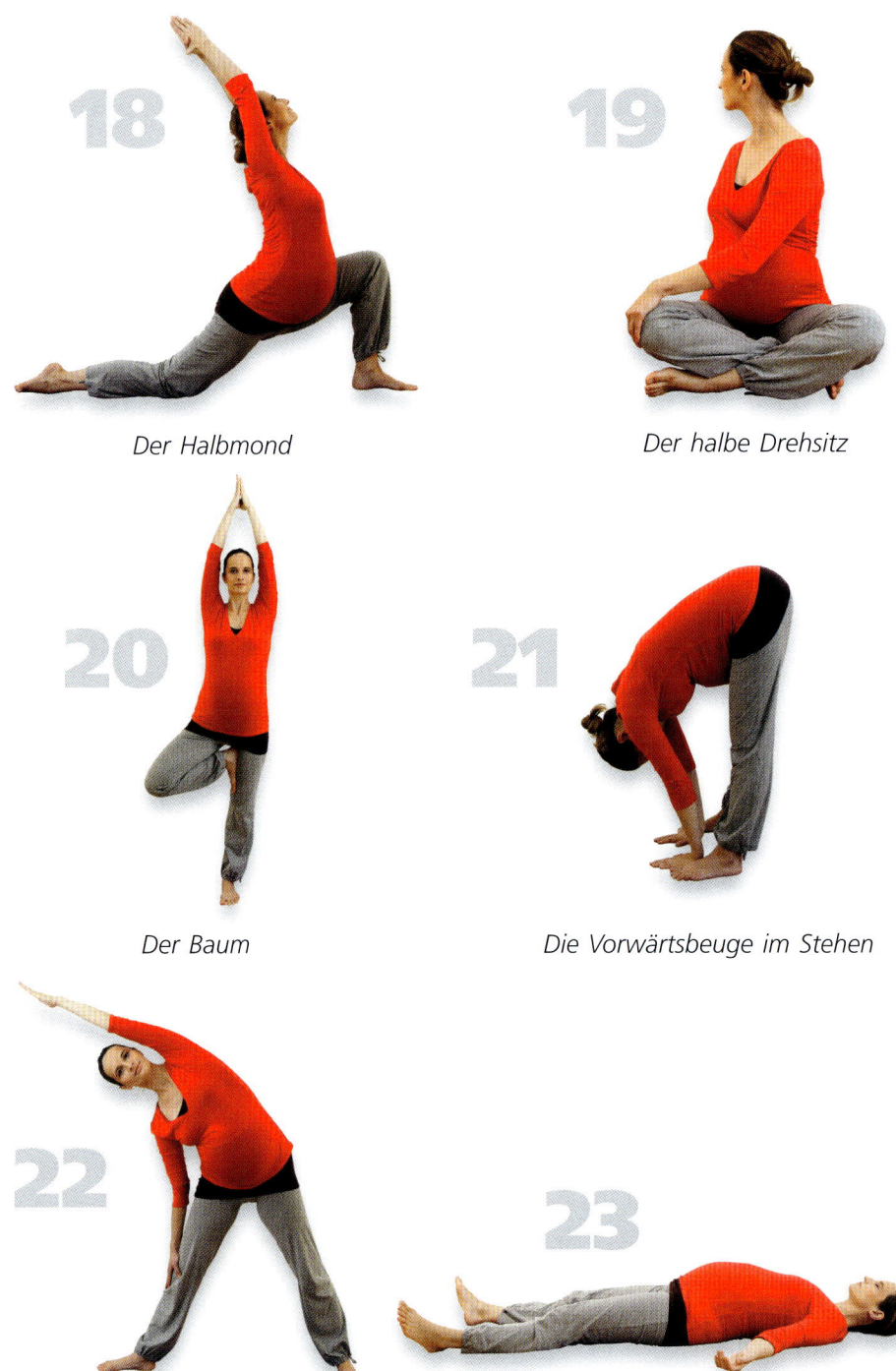

Der Halbmond

Der halbe Drehsitz

Der Baum

Die Vorwärtsbeuge im Stehen

Das Dreieck

Die Endentspannung

Übungsfolge für die gesamte Schwangerschaft

Etwa 80 Minuten

Diese Übungssequenz ist ein Vorschlag mit Varianten für die gesamte Schwangerschaft. Die Varianten können Sie wahlweise – der klassischen Übungsfolge entsprechend – austauschen.

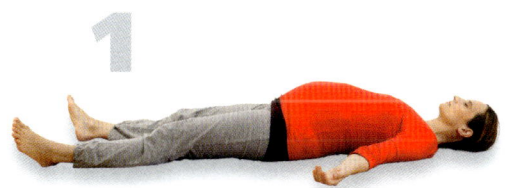

Die Anfangsentspannung

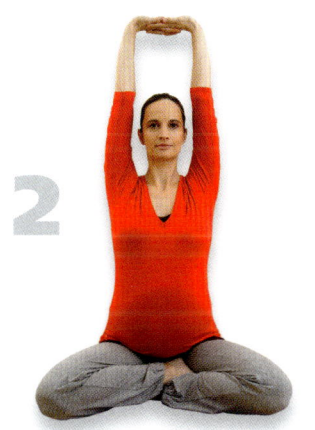

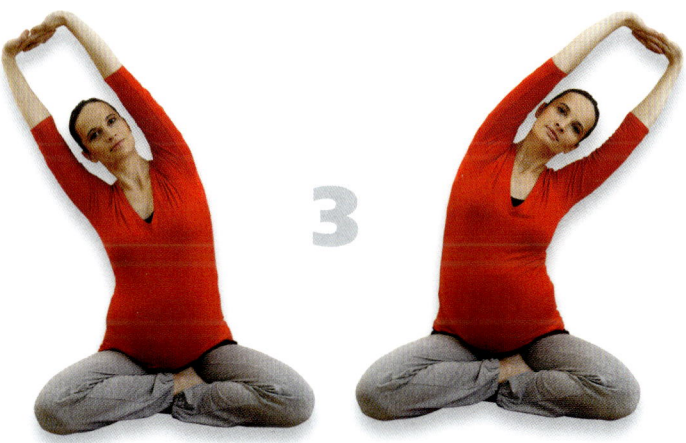

Vorbereitende Übung: Die Arme nach oben strecken

Vorbereitende Übung: Den Oberkörper mit gestreckten Armen nach rechts und links dehnen

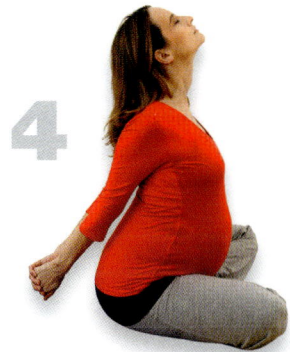

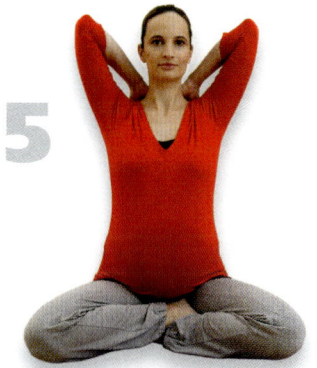

Vorbereitende Übung: Die Hände im Rücken falten

Vorbereitende Übung: Die Schultern kreisen lassen

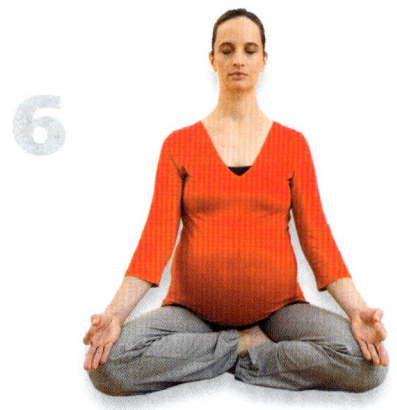

Atemübung: Die Summatmung

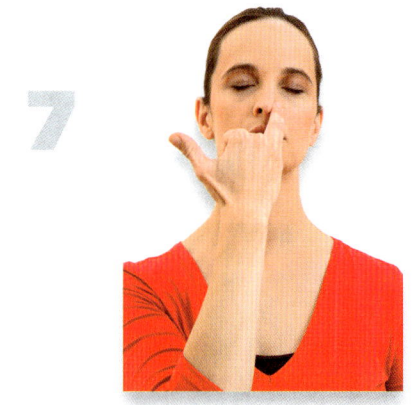

Atemübung: Die Wechselatmung

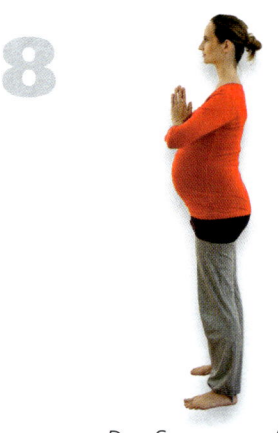

Der Sonnengruß

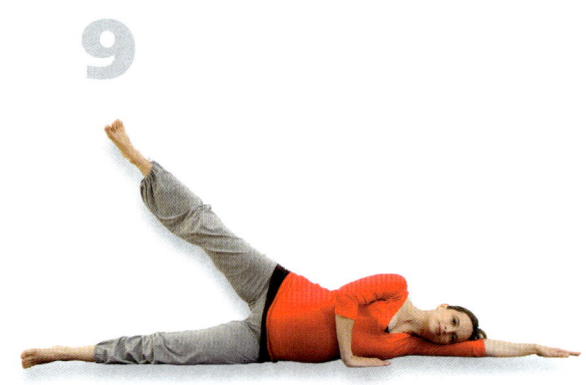

Einfache Dehnübung: Beinübungen in Seitenlage

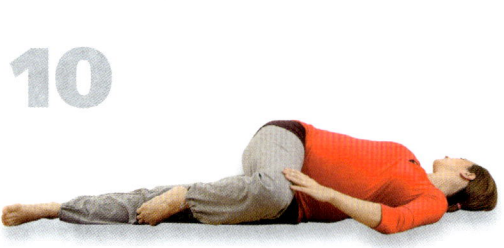

Einfache Dehnübung: Die Krokodilübung

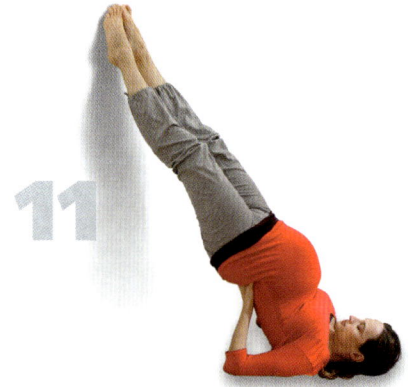

Der Schulterstand

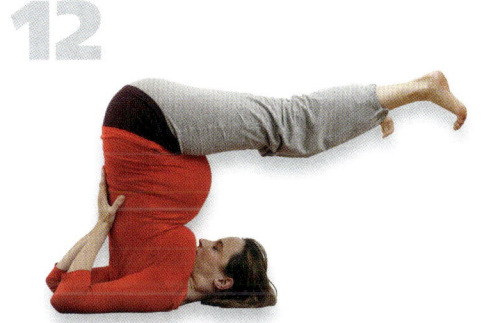

Der Pflug

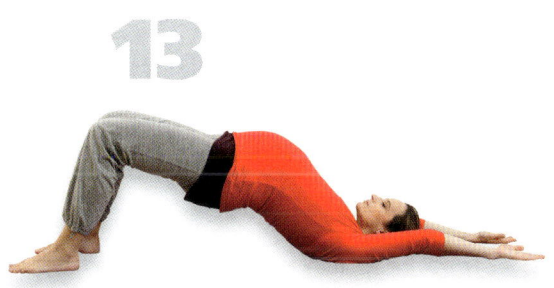

Die Brücke (fließend ausgeführt)

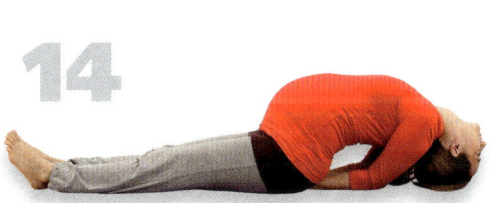

Der Fisch

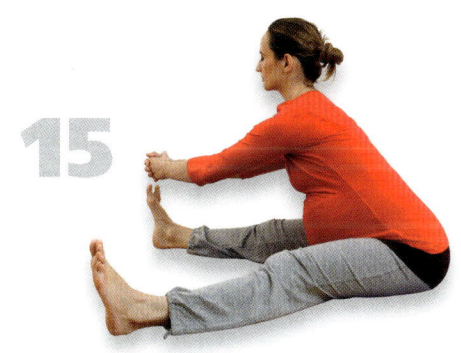

Mehl mahlen

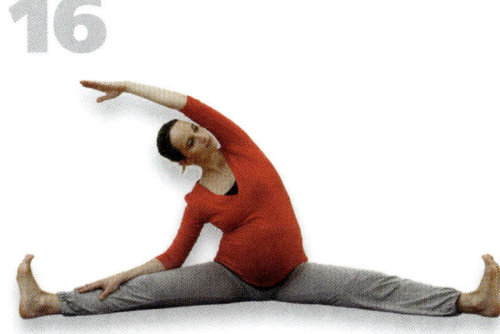

Die Vorwärtsbeuge im Sitzen:
Seitliche Beuge im Sitzen in der Grätsche

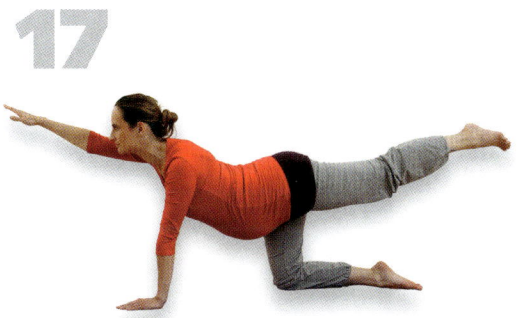

Die Katze

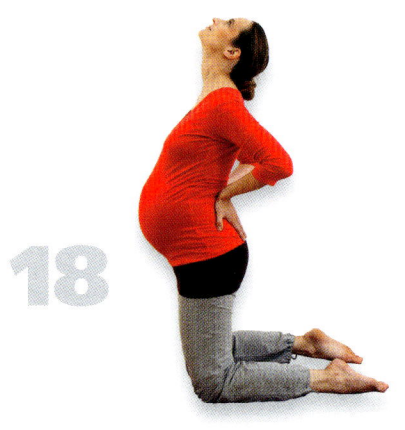

Das Kamel

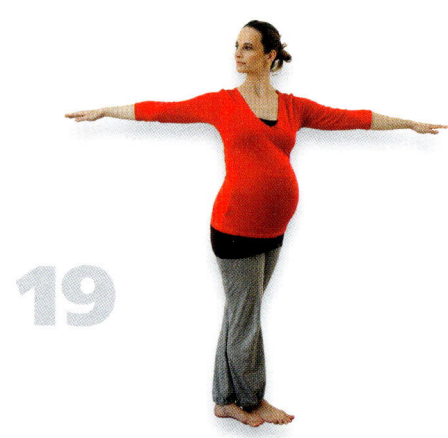

Die Drehung im Stehen

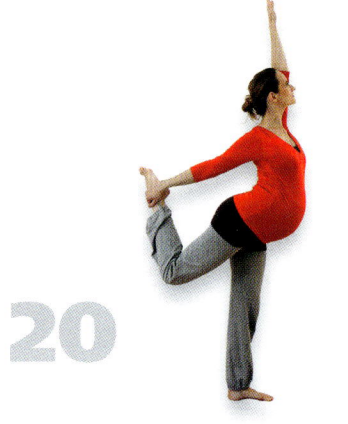

Der Tänzer

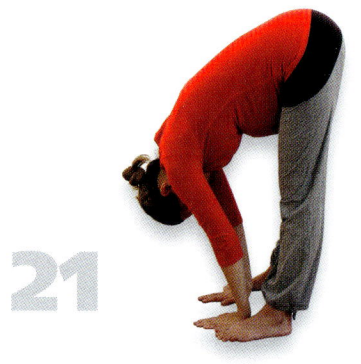

Die Vorwärtsbeuge im Stehen

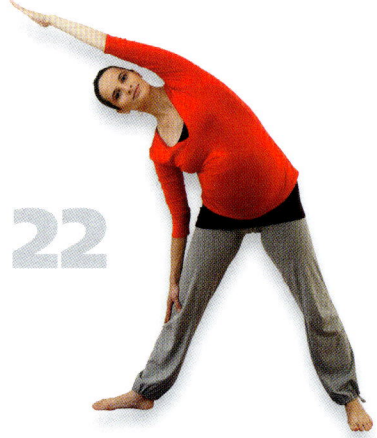

Das Dreieck

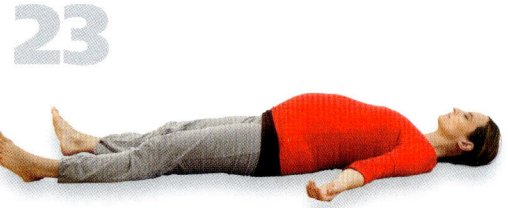

Die Endentspannung

Sanfte Übungsfolge für die späte Schwangerschaft (8. bis 9. Monat)

Etwa 80 Minuten

In der späten Schwangerschaft gehen Sie nur so weit in die *Asanas* hinein, dass weder Ihr Bauch eingeengt noch Ihre Atmung beeinträchtigt wird. Hören Sie auf Ihren Körper und gönnen Sie sich die leicht durchführbare Abwandlung der Positionen oder lassen Sie die eine oder andere Übung weg, wenn Sie nicht mehr zu Ihrem Wohlbefinden beiträgt.

Diese sanfte Übungsfolge kann bei Bedarf auch während der gesamten Schwangerschaft geübt werden.

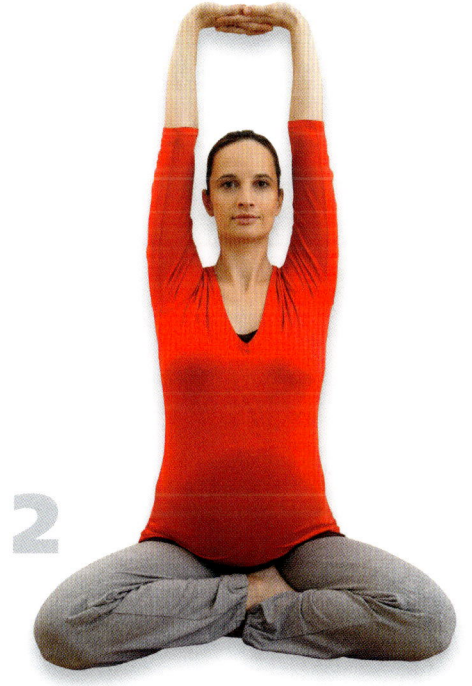

1

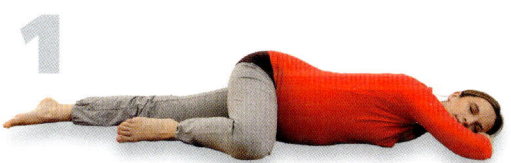

Lange Anfangsentspannung in Seitenlage

Vorbereitende Übung: Die Arme nach oben ausstrecken

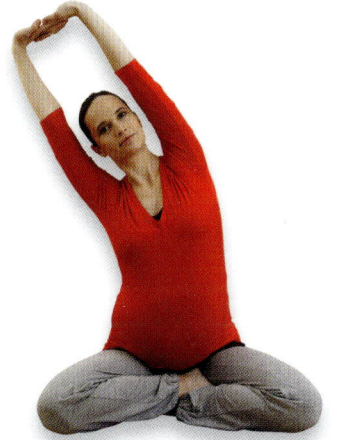

3

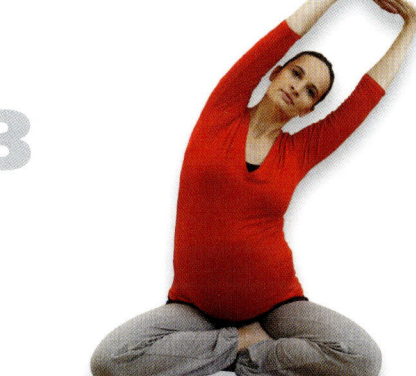

Vorbereitende Übung: Den Oberkörper mit gestreckten Armen nach rechts und links dehnen

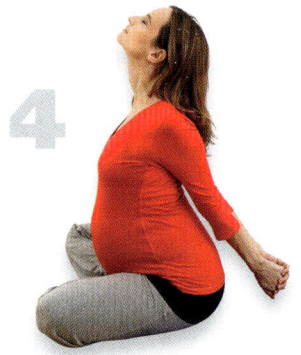

Vorbereitende Übung: Die Hände im Rücken falten

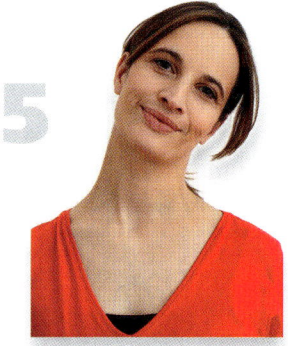

Vorbereitende Übung: Den Kopf kreisen lassen

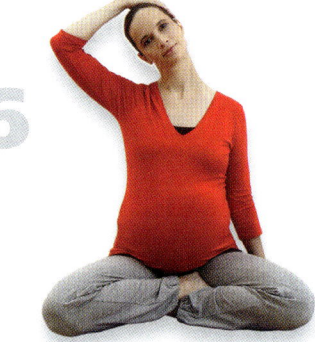

Vorbereitende Übung: Den Kopf mit der Hand zur Seite dehnen

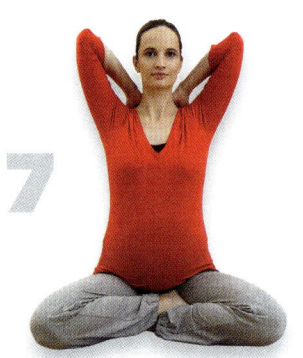

Vorbereitende Übung: Die Schultern kreisen lassen

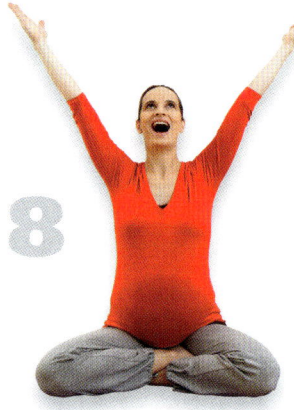

Atemübung: Die tönende Atmung

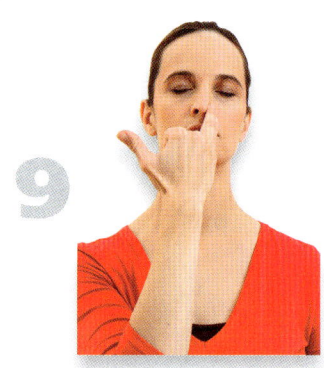

Atemübung: Die Wechselatmung

Der Sonnengruß

Diese Übungssequenz führen Sie langsam und mit Pausen durch. Position 4 und Position 9 wandeln Sie außerdem folgendermaßen ab: Knie auf dem Boden, Bein nicht strecken.

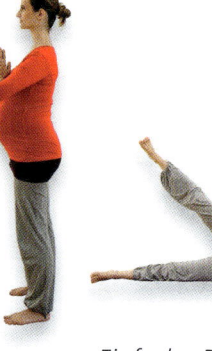

Einfache Dehnübungen: Beinübungen in Seitenlage

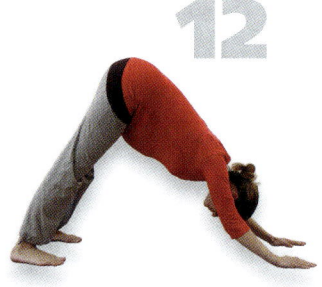

Das umgekehrte „V"

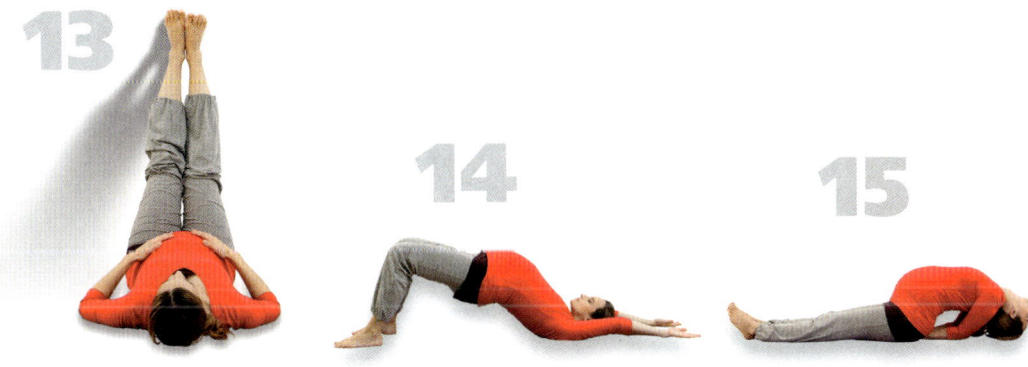

*Einfache Dehnübung:
Beindehnung an der Wand*

*Die Brücke (fließend aus-
geführt)*

Der Fisch

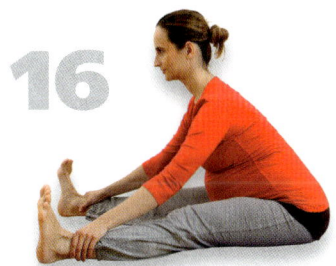

Die Vorwärtsbeuge im Sitzen

Gehen Sie 3-mal in diese Position. Der
Rücken bleibt gestreckt und der Kopf in
Verlängerung der Wirbelsäule.

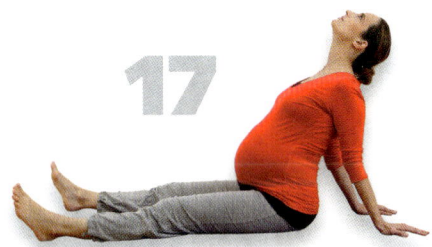

Die schiefe Ebene

In dieser Position bleibt das Becken auf
dem Boden.

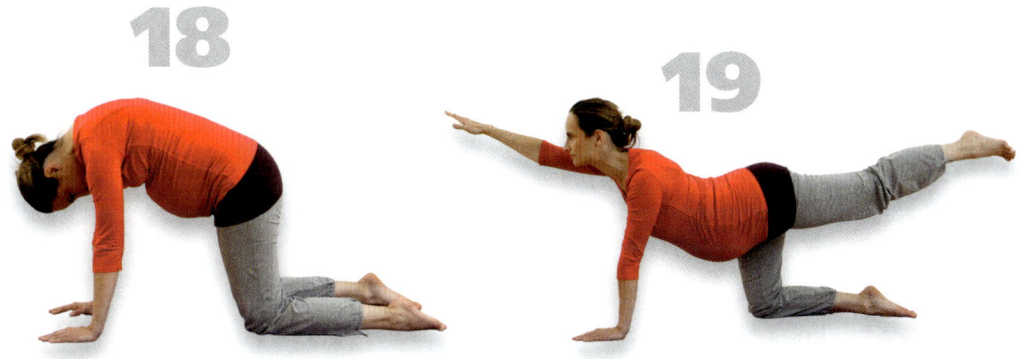

Der Katzenbuckel

Die Katze

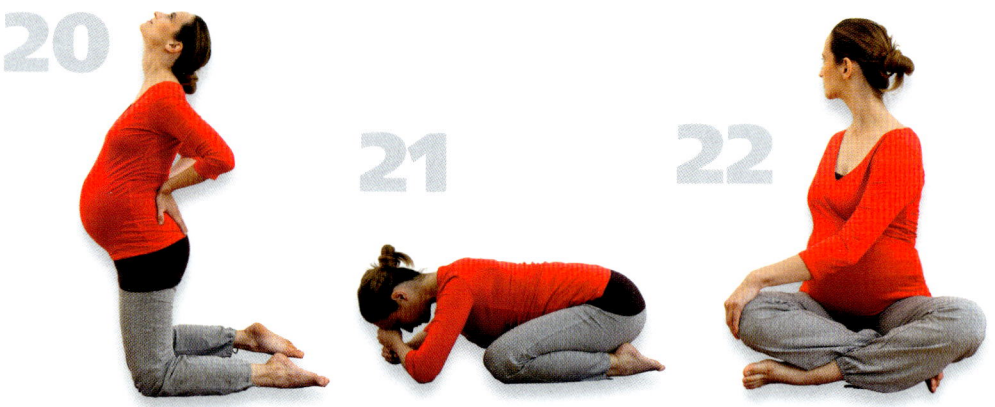

Das Kamel

Legen Sie Ihre Hände auf
den unteren Rücken.

Die Stellung des Kindes

Legen Sie Ihre Stirn auf
den Fäusten ab.

Der halbe Drehsitz

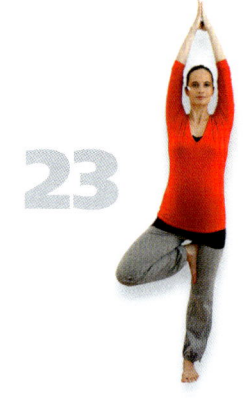

Der Baum

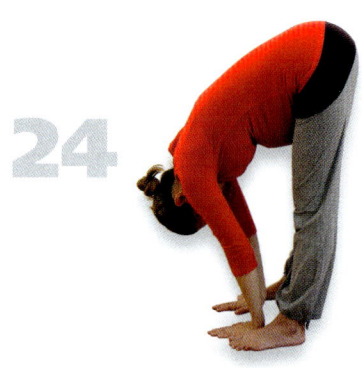

Die Vorwärtsbeuge im Stehen

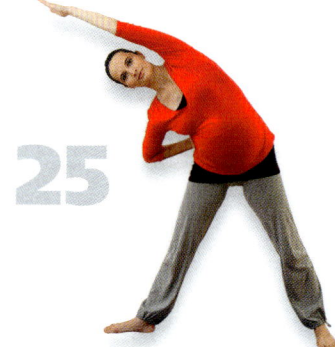

Das Dreieck

Stützen Sie sich mit der unteren Hand
in der Hüfte ab.

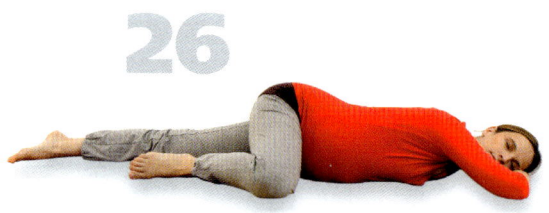

Die Endentspannung in der Seitenlage

Erste kurze Übungsfolge

Etwa 30 Minuten

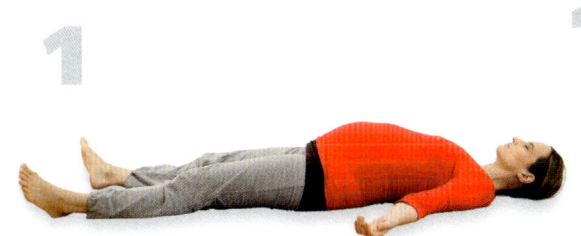

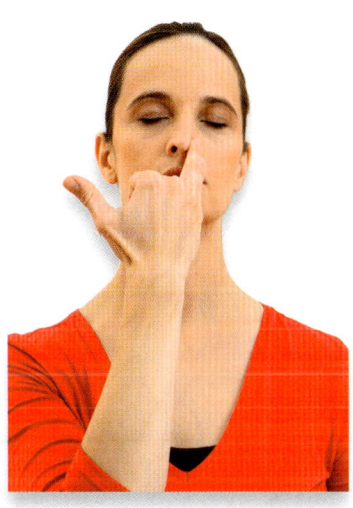

Die Anfangsentspannung

Atemübung: Die Wechselatmung

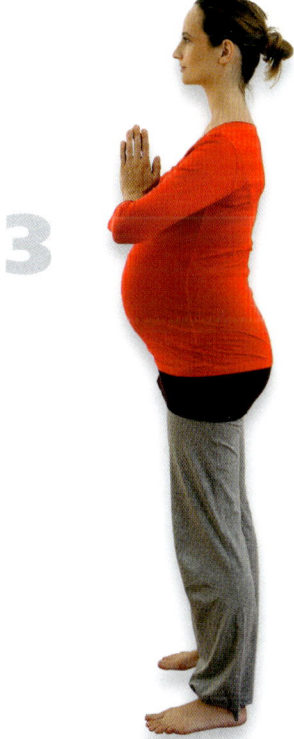

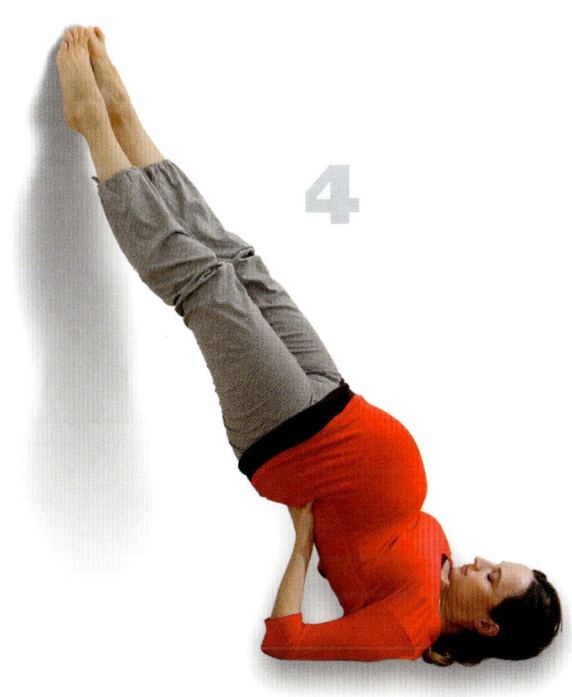

Der Sonnengruß

Der Schulterstand

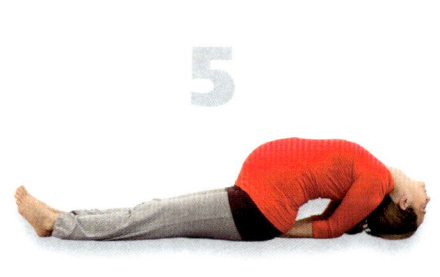

Der Fisch

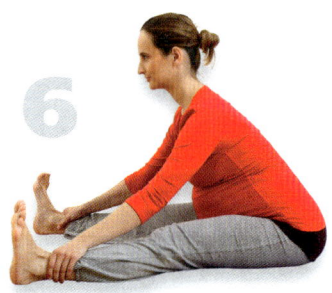

Die Vorwärtsbeuge im Sitzen

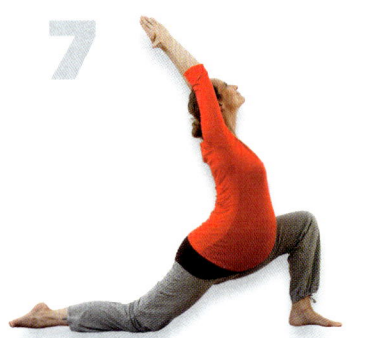

Der Halbmond

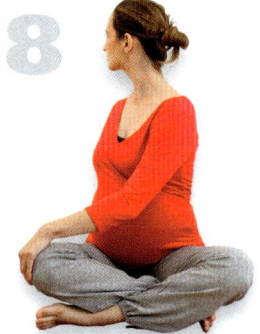

Der halbe Drehsitz

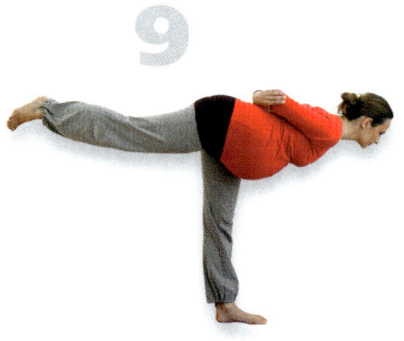

Die Waage

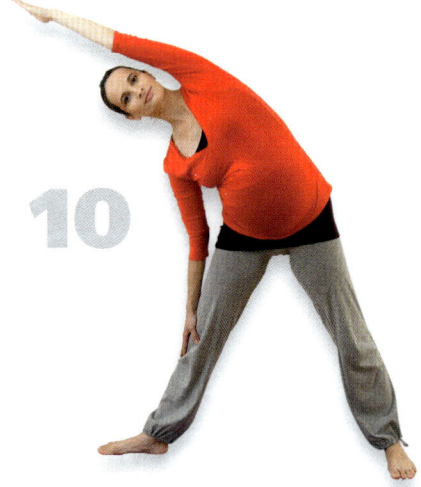

Das Dreieck

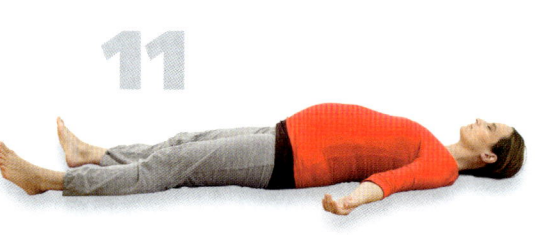

Die Endentspannung

Zweite kurze Übungsfolge

Etwa 30 Minuten

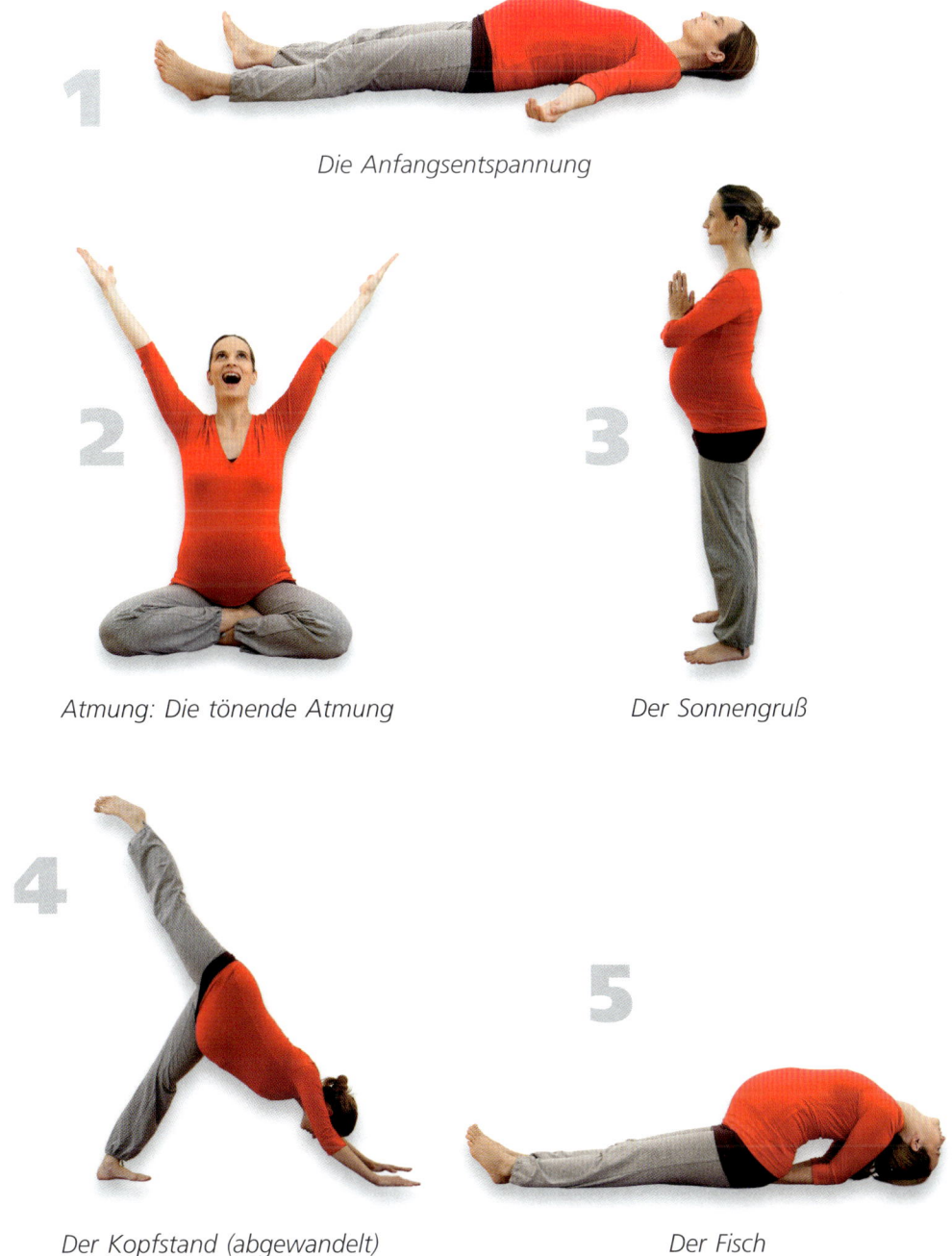

1 Die Anfangsentspannung

2 Atmung: Die tönende Atmung

3 Der Sonnengruß

4 Der Kopfstand (abgewandelt)

5 Der Fisch

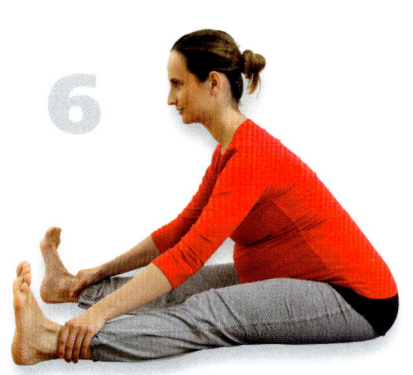

Die Vorwärtsbeuge im Sitzen

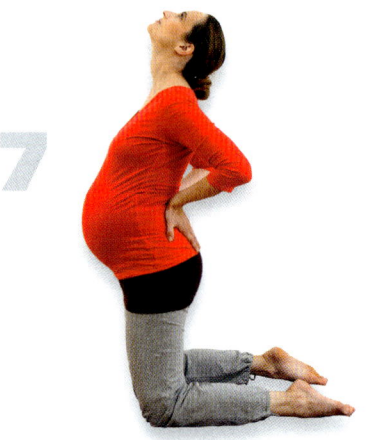

Das Kamel

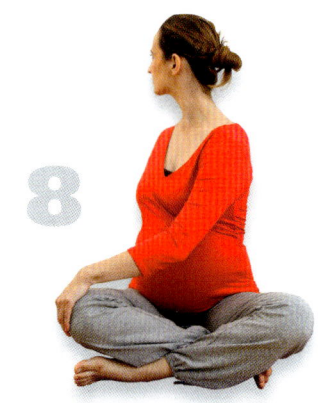

Der halbe Drehsitz

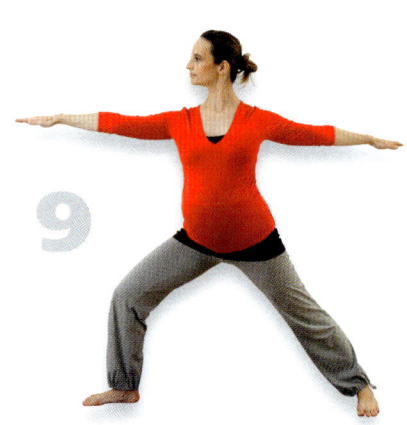

Der Krieger

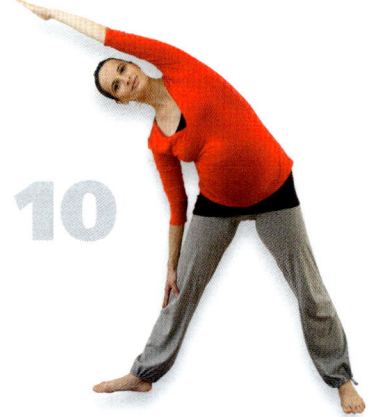

Das Dreieck

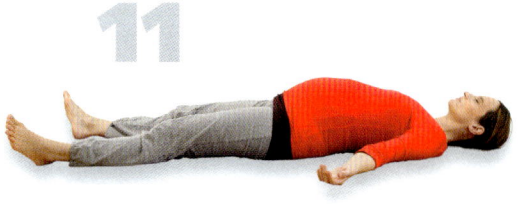

Die Endentspannung

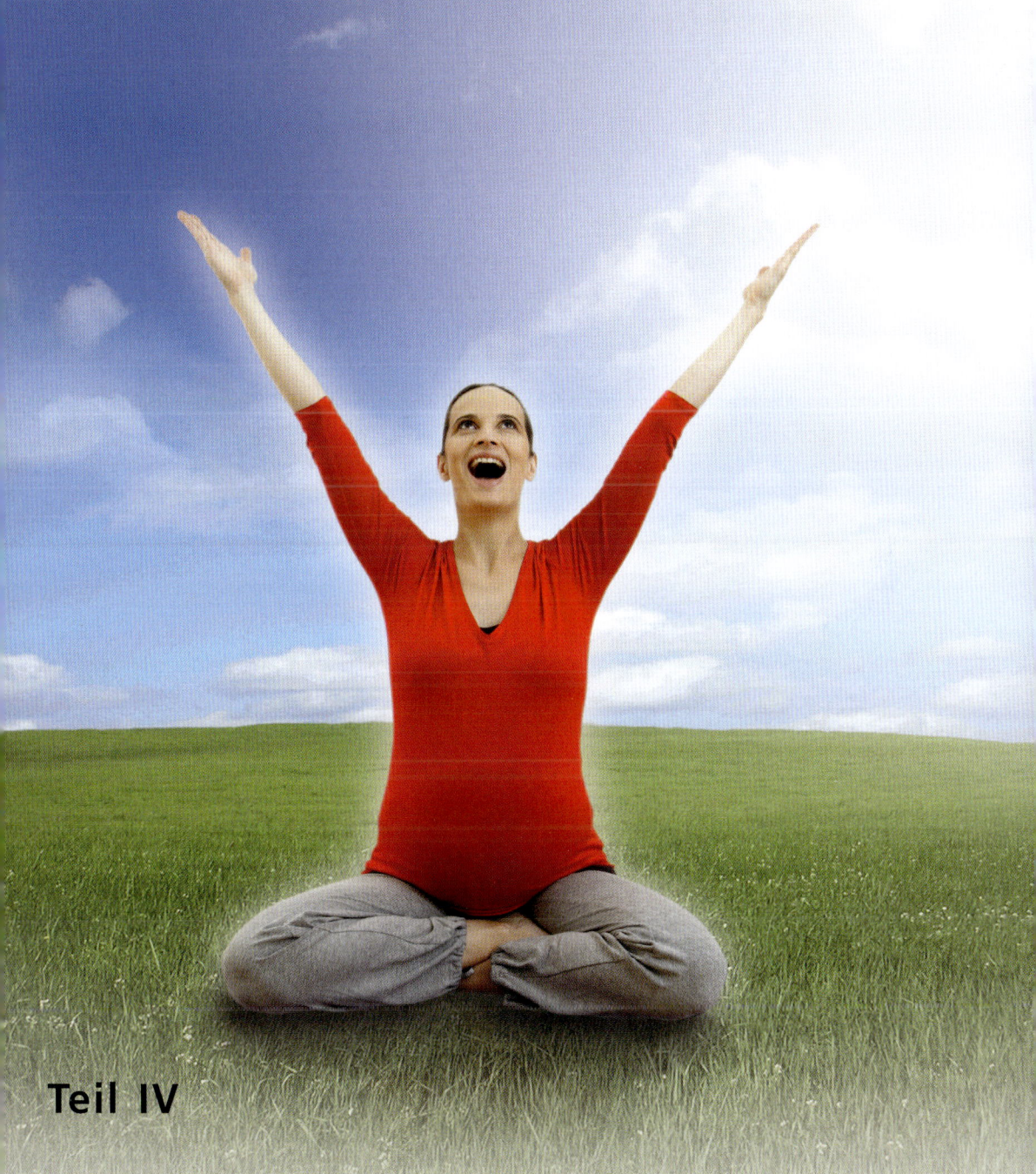

Teil IV

KLEINER AYURVEDISCHER
RATGEBER FÜR
SCHWANGERSCHAFT UND STILLZEIT

„Wenn der Gärtner eine gute Ernte haben möchte, dann muss er das Beet gut vorbereiten."

Aus dem Ayurveda

Zur idealen Lebensführung in der Schwangerschaft gehört alles, was Sie glücklich macht, was Ihr Wohlbefinden steigert und Sorgen und Stress vermeidet oder zumindest reduziert. Schwangere im Dauerstress haben später eher Kinder, die Verhaltensauffälligkeiten zeigen. Studien haben gezeigt, dass Frauen mit unregelmäßigem Ess- und Lebensstil unruhige Kinder bekommen. Deshalb: Essen Sie regelmäßig und in Ruhe und legen Sie tagsüber zwischendurch immer mal wieder eine Pause zum Entspannen und Regenerieren ein. Regelmäßige Bewegung wie Schwimmen, Spaziergänge und Yoga tun Ihnen und Ihrem Baby ebenfalls gut. Körperliche Anstrengung sollten Sie vermeiden und: Früh aufzustehen und früh ins Bett zu gehen sind nicht nur in der Schwangerschaft förderlich für einen gesunden Schlaf.

Um für das Baby gute Voraussetzungen zu schaffen, sollten Sie als Mutter Ihren Körper von Giftstoffen frei halten, sich gesund ernähren und auch sonst auf Ihr Wohlbefinden achten. Die Schwangerschaft bietet eine gute Chance, schlechte Gewohnheiten aufzugeben. Im Folgenden finden Sie eine Reihe von Tipps, was Sie in dieser Zeit für Ihre Gesundheit und die Ihres Babys tun können. Diese Ratschläge basieren auf der altindischen Gesundheitslehre des *Ayurveda*, die in den vergangenen Jahren wegen ihres ganzheitlichen Ansatzes und ihrer Heilungserfolge immer größere Aufmerksamkeit gefunden hat.

Ayurveda, das Wissen vom langen Leben, ist ein sehr umfassendes und komplexes System, das an dieser Stelle natürlich nicht in vollständigem Umfang vermittelt werden kann. Wenn Sie sich hier weiter informieren möchten, siehe unter „Literaturtipps …" (Seite 171).

Die drei Konstitutionstypen

Ayurveda ist eine Wissenschaft, die alle Bereiche des Lebens umfasst. Diese ganzheitliche Heilmethode des indischen Yoga-Systems schließt Körper, Geist und Bewusstsein und die Natur, in der wir leben, mit ein und wird heute weit über die Grenzen Indiens hinaus praktiziert. Eine wesentliche Grundlage des *Ayurveda* sind die drei *Doshas* (Bioenergien) *Vata*, *Pitta* und *Kapha*, die aus den Eigenschaften der 5 Elemente – Äther (Raum), Luft (Bewegung), Feuer (Stoffwechsel), Wasser und Erde (Festigkeit) – abgeleitet werden.

• Vata ist Ausdruck der Elemente Äther und Luft und steht für Bewegung, Aktivität, Anregung und Begeisterung.

• Pitta ist Ausdruck der Elemente Feuer und Wasser und symbolisiert die Kraft des inneren Feuers, der Verbrennung und der Umwandlung.

• Kapha ist Ausdruck der Elemente Wasser und Erde und steht für Festigkeit und Stabilität.

In einem gesunden Menschen liegen die fünf Elemente in einem idealen Gleichgewicht vor, was wiederum „Gesundheit" bedeutet. Ein Missverhältnis schafft die Bedingungen für seelisches und körperliches Unwohlsein und in der Folge dann auch für Krankheit. Wenn Sie Ihren Konstitutionstyp kennen – wenn Sie wissen, welche der drei Bioenergien in Ihrem Organismus die vorherrschende ist –, gibt Ihnen *Ayurveda* eine Grundorientierung in den Bereichen „Ernährung" und „Lebens-

führung". Die Eigenschaften der Bioenergien geben Ihnen Aufschluss über Ihre Neigungen zu bestimmten Krankheiten. So hat ein *Vata*-Typ, der die Eigenschaft „Trockenheit" besitzt, beispielsweise, wenn er ein Hautproblem bekommt, eher ein Hautekzem *(Neurodermitis)* und ein *Pitta*-Typ mit der Eigenschaft „Hitze" wird eher unter einer Entzündung wie Akne leiden.

Die Ansammlung von Giftstoffen im Körper (unverdaute Nahrung) wird im *Ayurveda* als *Ama* bezeichnet, *Agni* steht für die Verdauungskraft, die den Stoffwechsel anregt.

Menschen, die reine *Vata*-, *Pitta*- oder *Kapha*-Typen sind, kommen eher selten vor, bei den meisten von uns zeigt sich eine Mischung der Eigenschaften von zwei *Doshas*.

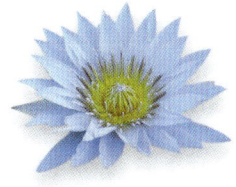

Vata

Eigenschaften: trocken, leicht, kalt, subtil (fein), beweglich, klar, schnell

Vata-betonte Menschen haben einen leichten Körperbau, wenig Muskeln und wenig Kraft. Ihre Gelenke knacken häufig. Haare, Haut, Lippen und Zunge sind trocken und rau. Die Durchblutung ist schlecht, was sich in Blässe, kalten Händen und Füßen zeigt. Ein Grund, weshalb *Vata*-Typen Wind und Kälte scheuen. Ihr Appetit ist unregelmäßig und die Verdauung oft gestört. Das Durchhaltevermögen ist gering, Stimmungswechsel, Wankelmütigkeit und leichte Erregbarkeit finden sich bei ihnen ebenfalls. Diese Menschen gehen und sprechen schnell. Ihre Auffassungsgabe ist ebenfalls schnell und sie vergessen schnell. Sie sind sehr kreativ und flexibel, haben eine gute Vorstellungskraft und einen klaren, offenen Geist.

Dieses *Dosha* bringt alles in Bewegung. Die ihm zugeordneten Elemente sind Äther und Luft. Ist das Gleichgewicht bei *Vata*-betonten Menschen gestört, verstärken sich ihre Eigenschaften: *Vata*-Typen sind ängstlich, nervös, hyperaktiv und können keine Entscheidungen treffen. Sie leiden unter Verdauungsproblemen wie Verstopfung und Blähungen.

ALLGEMEINE EMPFEHLUNGEN:
den Körper warm halten, ruhig bleiben, einen regelmäßigen Tagesablauf einhalten, rohe und kalte Nahrung meiden, warme Mahlzeiten einnehmen

Pitta

Eigenschaften: heiß, scharf, leicht, ölig, flüssig, ausdehnend, sauer, bitter

Pitta-betonte Menschen haben einen mittelkräftigen Körperbau, ihre Muskulatur ist mäßig gut entwickelt. Ihre Körpertemperatur ist höher als normal, Schwitzen und Körpergeruch sind häufig. Haare und Haut sind weich und ölig, der Haaransatz liegt weit hinten. Ihre Haut neigt zu Ausschlag, Akne und Entzündungen. Es gibt eine Abneigung gegen Hitze. Diese Menschen haben einen großen Appetit und eine gute Durchblutung, weshalb auch das Verdauungsfeuer und die Nahrungsverwertung gut sind. Sie sind sehr wach und intelligent. Ihr Verstand ist scharf, Auffassungs- und Konzentrationsvermögen sind hoch. Das Gedächtnis ist ausgeprägt. Sie sind gute Redner und haben Führungsqualitäten, neigen aber auch zu Herrschsucht und Aggression. Sie schlafen tief und ohne Unterbrechung.

Pitta sorgt für die Kraft des inneren Feuers und des Stoffwechsels und damit für die Verdauung. Das ihm zugeordnete Element ist das Feuer. Ist das Gleichgewicht der *Pitta*-betonten Menschen gestört, neigen sie zu Verdauungsstörungen: Sie sind anfällig für Magenprobleme wie Übersäuerung (Sodbrennen) und Geschwüre. Alle Entzündungskrankheiten stehen in Zusammenhang mit *Pitta*. Im geistigen Bereich sind *Pitta*-betonte Typen herrschsüchtig, aggressiv und fanatisch.

ALLGEMEINE EMPFEHLUNGEN:
übermäßige Hitze meiden; scharfe, salzige, saure und in Öl gebratene Speisen vermeiden; die *Pitta*-Diät sollte eine kühlende Wirkung haben

Kapha

Eigenschaften: schwer, langsam, kühl, ölig, feucht, glatt, dicht, sanft, unbeweglich, trübe, zäh

Kapha-betonte Typen haben einen starken und gut entwickelten Körper, ihre Muskeln sind ausgeprägt, die Knochen schwer, ihre Vitalität ist unverwüstlich. Die Haut ist weich und geschmeidig. Die Haare sind voll, der Körper ist stärker behaart. Ihr Appetit ist gesegnet, Verdauung und Stoffwechsel sind langsam. Es gibt eine Neigung zu Übergewicht. Sie sind geerdet, gemächlich und ruhig, liebevoll und zuvorkommend, friedlich, geduldig, tolerant und mitfühlend. Sie verstehen langsam, vergessen aber nichts. Stabilität, Festigkeit und Gewissenhaftigkeit zeichnen sie aus.

Kapha ist die Kraft, die alles zusammenhält. Dieses Dosha sorgt im Körper für Festigkeit, Stabilität und Geschmeidigkeit. Die ihm zugeordneten Elemente sind Wasser und Erde. Ist das Gleichgewicht von *Kapha*-betonten Menschen gestört, neigen Sie zu Trägheit, Wasseransammlungen *(Ödemen)* und Übergewicht. *Kapha*-betonte Menschen sind geistig labil und depressiv.

ALLGEMEINE EMPFEHLUNGEN:
schwer verdauliche Speisen meiden, keine eisgekühlten, fett- und ölhaltigen Nahrungsmittel, keine Milchprodukte, aktiv bleiben

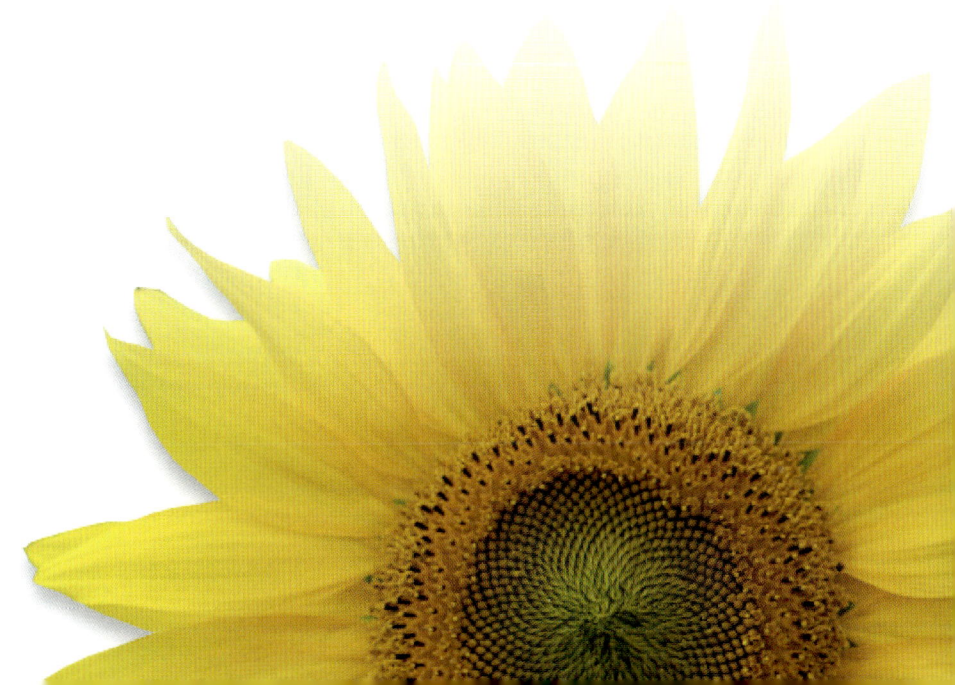

Wie ernähre ich mich in der Schwangerschaft?

Essen sie viel frisches, reifes Obst und Gemüse, das ist leicht verdaulich und spendet Ihnen mit seinen Vitaminen, Mineralstoffen und Spurenelementen viel Energie. Geben Sie Lebensmitteln aus der Region den Vorzug, denn lange Transportwege führen zu einem Verlust an Nährstoffen und belasten die Umwelt. Beherzigen Sie außerdem Folgendes:

• Frische Nahrungsmittel enthalten mehr Nährstoffe als tiefgefrorene und konservierte. Farb- und Konservierungsstoffe können bei ihrem Baby zu Allergien und Neurodermitis führen. Essen Sie gekochte Mahlzeiten, Rohkost ist schwerer verdaulich.

• Vermeiden Sie zu späte Mahlzeiten und essen Sie nicht vor dem Schlafengehen, das kann Blähungen verursachen und Ihren Schlaf beeinträchtigen.

• Trinken Sie reichlich, am besten Quellwasser, aber auch Obst- und Gemüsesäfte sind gut für Sie. Sie schmecken herrlich und liefern reichlich Vitamine. Kräutertees tun Ihnen ebenfalls gut und unterstützen Ihre Verdauung.

• Zur Förderung des Zellstoffwechsels und zum Gewebeaufbau können Sie am Vormittag 1 Esslöffel Joghurt mit 1 Messerspitze Heilerde einnehmen.

• Nehmen Sie Nahrungsmittel wie Milch, Honig, Mandeln, Cashnewnüsse und Trockenfrüchte in ihren Speiseplan auf. Besonders empfehlenswert sind Milchreis und Ingwermilch.

• Essen Sie keine Papayas und keine Ananas, denn beide Früchte sind in den Ursprungsländern des *Ayurveda* als „die Pille danach" bekannt.

• Wenn sie Heißhunger auf Süßes haben, ist das häufig ein Anzeichen für Mineralstoffmangel. Wählen Sie in diesem Fall lieber Trockenfrüchte und Nüsse anstelle von raffiniertem, industriell hergestelltem Zucker.

• Heißhunger auf Saures zeigt intensives Gewebewachstum an. Verzichten Sie auf große Mengen an Zitrusfrüchten und Tomaten und verwenden Sie nur wenig Essig. Essen Sie stattdessen lieber einen Granatapfel.

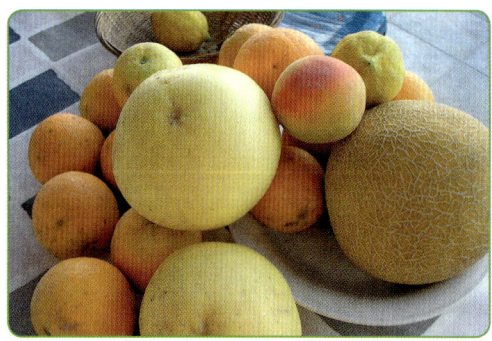

Frisches Obst enthält alles, was Sie und Ihr Baby brauchen, und schmeckt lecker.

Ingwermilch

Für 1 Glas kochen Sie 3 bis 5 hauchdünne Scheibchen frischen Ingwer mit Milch auf.

Ayurvedische Hilfsmittel bei Beschwerden in der Schwangerschaft

In der Schwangerschaft haben viele Frauen kleine oder größere Beschwerden wie Übelkeit und Erbrechen, Verstopfung oder Sodbrennen. Zur Ergänzung der altbewährten Ratschläge und Hilfsmittel finden Sie hier Tipps für eine Linderung auf ayurvedischer Grundlage. Sie finden die Beschwerden in dieser Liste in der Reihenfolge, wie sie zeitlich nacheinander im Verlauf der Schwangerschaft auftreten können.

Brustspannen

Viele Frauen kennen dieses Problem auch vor dem Einsetzen der Regel. Am besten hilft ein gut sitzender BH, auch wenn Sie vorher nie einen getragen haben. Wenn Sie für die Yoga-Übungen keinen Sport-BH besitzen, können Sie auch zwei BHs übereinander tragen.

DAS HILFT:

Ein Entspannungsbad mit Lavendelöl (8 bis 15 Tropfen Lavendelöl und 1 Esslöffel Meersalz *oder* 3 Esslöffel Sahne [beides dient als Emulgator] in die Badewanne geben) oder warme Lavendelöl-Kompressen unterstützen das Gewebe, sich zu entspannen.

Müdigkeit

Müdigkeit ist weit verbreitet während der Schwangerschaft. Ursache kann die zusätzliche Arbeit sein, die Ihr Körper leisten muss, aber auch mangelnde Bewegung und Eisenmangel können dazu führen, dass Sie sich müde fühlen.

DAS HILFT:

• Akzeptieren Sie, dass sich Ihr Leben durch die Schwangerschaft verändert, und lassen Sie sich für alles mehr Zeit.

• Ruhen Sie sich zwischendurch immer wieder aus.

• Achten Sie bei Ihrer Ernährung auf eisenhaltige Lebensmittel (siehe unter „Eisenmangel" auf der folgenden Seite).

• Bewegen Sie sich an der frischen Luft.

Yoga-Übung: Der Sonnengruß (Sehen Sie auch in Teil II unter „Die 12 *Asanas*", Seite 80 ff., bei den Wirkungen der einzelnen Übungen nach.)

Eisenmangel (Anämie)

In der Schwangerschaft verändern sich Blutvolumen und die Zusammensetzung des Blutes unter anderem durch die Wassereinlagerungen. Die flüssigen Bestandteile (Blutplasma) im Blut vermehren sich dabei um 30 bis 40 Prozent, die festen Bestandteile (Blutkörperchen) aber nur um etwa 20 Prozent. Diese Blutverdünnung führt zur sogenannten physiologischen Schwangerschaftsanämie.

DAS HILFT:

- Viel Vitamin C unterstützt die Aufnahme von pflanzlichem Eisen im Darm. Nehmen Sie also Lebensmittel zu sich, die sowohl Vitamin C als auch Eisen enthalten:
- 1 geriebenen Apfel, den Sie zuerst
- 1 Stunde stehen lassen;
- Nüsse, getrocknete Früchte;
- rote Bete, alle grünen Blattsalate, Brunnenkresse, Feldsalat, Petersilie, Brennnessel, Löwenzahn, Hagebutte, dunkle Beeren, und

- essen Sie Vollkornprodukte (sie enthalten viel Eisen).

- Nehmen Sie Kräuterblutsaft (verursacht keine Verstopfung) ein;

- gönnen Sie sich mehr Ruhe;

- tragen Sie ein Hämatit-Armband;

- trinken Sie keinen Kaffee, keinen Schwarztee und keine Coca-Cola und

- vermeiden Sie Stress.

Yoga-Übungen: Durch Atemübungen kommt es zu einer besseren Sauerstoffsättigung des Blutes. (Sehen Sie auch in Teil II unter „Die 12 Asanas", Seite 80 ff., bei den Wirkungen der einzelnen Übungen nach.)

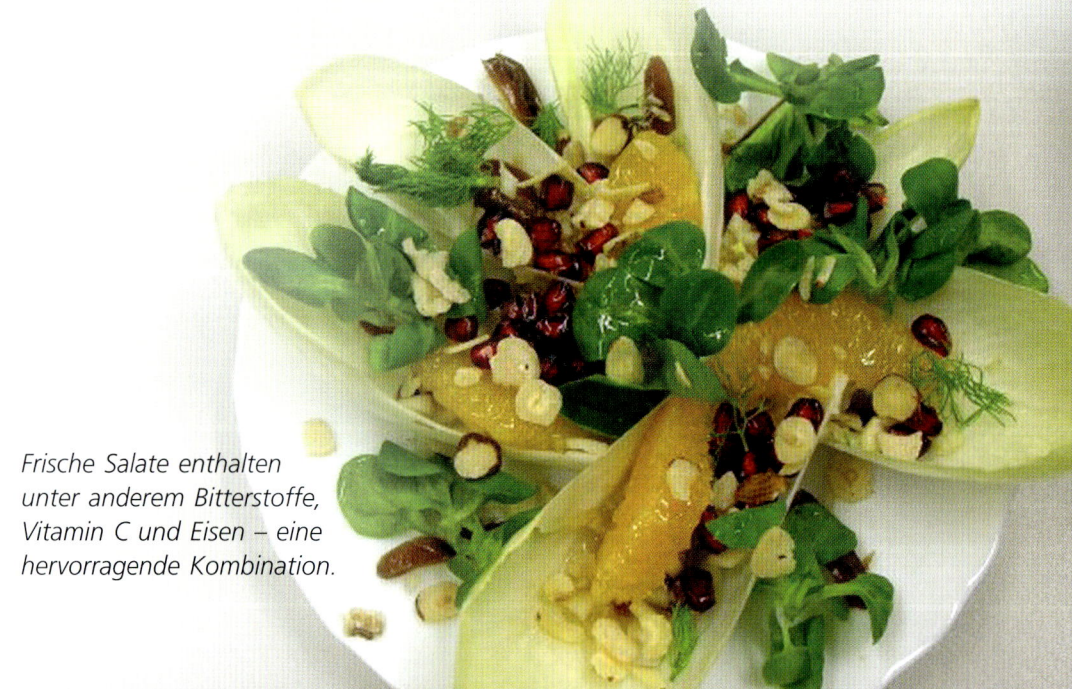

Frische Salate enthalten unter anderem Bitterstoffe, Vitamin C und Eisen – eine hervorragende Kombination.

Schwangerschaftserbrechen (Emesis gravidarum)

Kapha-Störung

Übelkeit tritt bei jeder dritten Schwangeren auf, vor allem morgens und am späten Nachmittag. Die Beschwerden bessern sich normalerweise bis zum Ende des 3. Monats und sind ab dem 4. Schwangerschaftsmonat ganz verschwunden. Diese Übelkeit ist zwar sehr unangenehm, aber nicht gefährlich, solange Sie sich nicht ständig erbrechen. Sollte das der Fall sein, ist wegen des hohen Flüssigkeits- und Elektrolytverlustes eine stationäre Aufnahme unumgänglich.

Häufige Ursachen für diese Übelkeit sind ein niedriger Blutzuckerspiegel oder ein zu niedriger Blutdruck, Eisenmangel, Vitamin-B_6-Mangel oder emotionale Ambivalenz. Erbrechen kann durch einen erhöhten Östrogenspiegel im Blut und die dadurch bedingte vermehrte Säurebildung im Magen hervorgerufen werden. Zu viel Säure im Magen bezeichnet man im *Ayurveda* als „*Pitta*-Störung".

Yoga-Übungen: Der Fisch, das Kamel; Atemübungen lenken Ihre Aufmerksamkeit auf die Atmung und lassen die Übelkeit in den Hintergrund treten (Sehen Sie auch in Teil II unter „Die 12 *Asanas*", Seite 80 ff., bei den Wirkungen der einzelnen Übungen nach.)

Das hilft:

- Trinken Sie direkt nach dem Aufstehen warmes Zitronenwasser mit Honig und 1 Messerspitze Kardamom und/oder

- tagsüber halbstündlich warmes Wasser oder Ingwerwasser (Ingwerwasser regt den Stoffwechsel an und entgiftet).

- Beginnen Sie den Tag mit einem kleinen Snack (salziger Cracker, Knäckebrot), denn ein leerer Magen produziert mehr Säure.

- Nehmen Sie häufig kleine Mahlzeiten ein.

- Meiden Sie zu scharfe, zu saure oderfermentierte Speisen.

- 1 Tasse warme Kokosmilch mit 1 Teelöffel Zitronensaft bringt Linderung.

- Mandeln beruhigen den Magen (über Nacht einweichen und am nächsten Morgen essen).

- 1 Tasse warme Milch mit 1 Tropfen Rosenwasser hilft ebenfalls. (Sie können die Rosenmilch auch vorbeugend abends vor dem Schlafengehen trinken.)

- Stehen Sie langsam auf.

- Gehen Sie an der frischen (besser noch kühlen) Luft spazieren, das entspannt Körper, Geist und Seele.

- Essen Sie reife Bananen, Weizenkeime und Vollkornprodukte – sie enthalten Vitamin B_6.

- Nehmen Sie warme Speisen zu sich, etwas stärker gewürzt.

- Essen Sie nur, wenn Sie hungrig sind.

Ingwerwasser

Bei starker Übelkeit raspeln Sie ¼ Teelöffel Ingwer auf einer Reibe und geben ihn in 1 Tasse mit heißem Wasser. Sie können auch ¼ Teelöffel Ingwerpulver nehmen, wenn Sie keinen frischen Ingwer zur Hand haben.

Verstopfung

Vata-Störung

Durch das schwangerschaftserhaltende Hormon Progesteron entspannt sich die Muskulatur des Körpers: Sie wird weicher. Die Peristaltik (Bewegung) des Darmes wird dadurch langsamer, was zu Blähungen und Verstopfung führen kann.

DAS HILFT:

• Bewegen Sie sich ausreichend, am besten an der frischen Luft.

• Trinken Sie viel, am besten (warmes) Wasser.

• Nehmen Sie keine kalten Speisen und Getränke zu sich.

• Fügen Sie Ihren Mahlzeiten Ghee (geklärte Butter) hinzu.

• 1 Tasse warme Milch mit 1 Teelöffel Ghee ist ein sehr mildes Abführmittel.

• Trinken Sie warme Getränke wie Kräutertee oder warmes Wasser zu den Speisen.

• Trinken Sie zum Essen nicht zu viel, das verdünnt Ihre Verdauungssäfte zu sehr und erschwert somit die Verdauung.

• Achten Sie darauf, dass Ihre Ernährung ballaststoffreich ist: Essen Sie mehr Vollkornprodukte.

• Trinken Sie nach dem Aufstehen 1 großes Glas warmes Wasser zur Reinigung Ihres Darms.

• Äpfel regulieren die Verdauung. Kauen Sie sie gut.

• Naschen Sie täglich 1 Handvoll Rosinen.

Yoga-Übungen: Das Sonnengebet, die Gas lösende Stellung, der Drehsitz, das Dreieck, die Vorwärtsbeuge im Sitzen (Sehen Sie auch in Teil II unter „Die 12 Asanas", Seite 80 ff., bei den Wirkungen der einzelnen Übungen nach.)

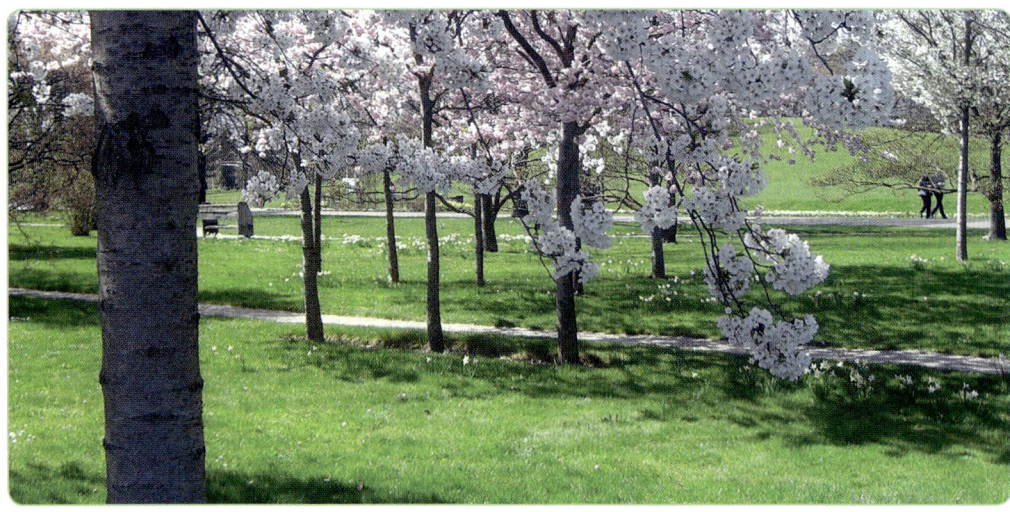

Ein Spaziergang an der frischen Luft „entschleunigt" und entspannt Körper, Geist und Seele.

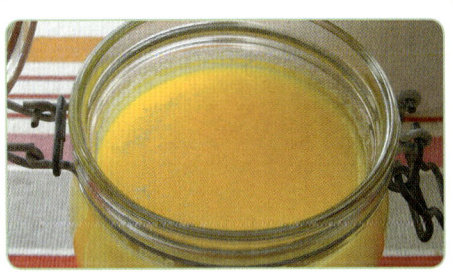

Ghee ist bekömmlicher als Butter und hält sich auch länger.

Ghee

Erhitzen Sie mindestens 1 Kilogramm frische, ungesalzene Butter in einem ausreichend großen Topf bis zum Siedepunkt und lassen Sie sie dann auf kleiner Flamme mindestens 20 Minuten weiterköcheln, dabei gelegentlich umrühren. Hierbei verdampft das in der Butter enthaltene Wasser und das Eiweiß setzt sich am Boden ab: Übrig bleibt reines Butterfett. Aufschäumende Eiweißanteile werden abgeschöpft. Wenn das Butterfett goldklar geworden ist, ist es fertig. Steigt kein Wasserdampf mehr auf und das Eiweiß beginnt braun zu werden, nehmen Sie den Topf von der Flamme. Lassen Sie das Ghee abkühlen und gießen es, noch flüssig, durch einen Filter – ein dünnes Baumwolltuch oder einen Papier-Teefilter – in ein Glas. Ghee bleibt, da es kein Wasser enthält, wesentlich länger frisch als Butter und muss nicht im Kühlschrank aufbewahrt werden. Ungekühlt hält es sich etwa 9, gekühlt 15 Monate.

Sie können Ghee auch äußerlich zum Einreiben verwenden.

Schlafstörungen

Vata-Störung

DAS HILFT:

- Reduzieren Sie Stress, am besten meiden Sie ihn.

- Trinken Sie *Vata*-Tee (eine fertige Teemischung können Sie im Bioladen kaufen) oder

- warme Milch mit 1 Prise Muskatnuss.

- Geben Sie vor dem Schlafengehen 4 bis 6 Tropfen Nidra-Öl in eine Duftlampe und lassen sie diese während des Schlafes verdunsten. Das wirkt harmonisierend.

- Trinken Sie vor dem Schlafengehen warme Milch (Milch enthält viel L-Tryptophan, eine Aminosäure, die der Körper in das Schlafhormon Serotonin umwandelt) und

- am Nachmittag (um 16 bis 17 Uhr) Tomatensaft mit 2 Teelöffeln Zucker und 2 Prisen Muskatnuss (Muskat wirkt beruhigend).

- Essen Sie nicht nach 18 oder 19 Uhr.

- Reiben Sie Ihre Fußsohlen vor dem Schlafengehen ein paar Minuten lang sanft mit Ghee ein und ziehen Sie dann leichte Baumwollsocken darüber.

- Massieren Sie in die Kopfhaut gereiftes, warmes Sesamöl ein und

- nehmen Sie ein warmes Lavendelbad.

Yoga-Übungen: Das umgekehrte „V", die Endentspannung, *Tratak* (Sehen Sie auch in Teil II unter „Die 12 *Asanas*", Seite 80 ff., bei den Wirkungen der einzelnen Übungen nach.)

Gewürzmilch

10 Mandeln über Nacht in wenig Wasser einweichen. Am nächsten Morgen enthäuten und mit dem Einweichwasser pürieren. 1 Glas warme Milch mit je
1 Prise Safran, Kardamom und Ingwerpulver würzen, die pürierten Mandeln dazugeben und alles gut umrühren.

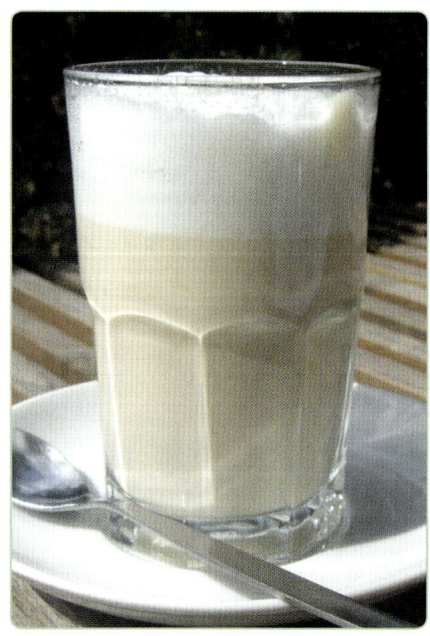

Gewürzmilch schmeckt köstlich und schenkt Ihnen einen gesunden Schlaf.

Hämorrhoiden (Krampfadern im Enddarm)

Vata- und *Kapha*-Störung

Die hormonelle Umstellung erweitert die Gefäße und lockert das Gewebe. Die an Größe zunehmende Gebärmutter erschwert den normalen Rückfluss des Blutes aus den Beckenvenen. Außerdem leiden Schwangere oft unter Verstopfung und müssen beim Toilettengang stark pressen, was die Hämorrhoiden ebenfalls verstärkt.

Das hilft:

• Fördern Sie die Verdauung durch Nahrungsmittel, die viele Bitterstoffe enthalten – wie beispielsweise Bittermelone, *Aloe vera*, Rhabarber, verschiedene Salatsorten (Endiviensalat …) und Kräuter (Bockshornklee, Kurkuma). Diese Stoffe regen die Bildung von Verdauungssäften an.

• Trinken Sie *Vata*-Tee (eine fertige Teemischung können Sie im Bioladen kaufen) oder

• verrühren Sie ¼ Teelöffel gemahlenen Kurkuma mit etwas Wasser, bis eine Paste entsteht, füllen Sie diese mit Wasser auf und genießen Sie das Kurkumawasser oder

• trinken Sie 4 Tassen Basilikumtee täglich.

• Legen Sie rohe Kartoffelscheiben auf die Hämorrhoiden.

• Nehmen Sie ein Salbeisitzbad. Gießen Sie hierfür 3 Teebeutel mit Salbei oder 2 bis 3 gehäufte Teelöffel getrocknete Salbeiblätter mit kochendem Wasser auf, lassen Sie das Ganze 10 Minuten ziehen, seihen Sie die Flüssigkeit ab und geben Sie sie in Ihr Sitzbad, das nicht zu heiß sein sollte.

• Mischen Sie 1 Teelöffel Kurkuma mit ca. 1 Esslöffel Ghee, sodass eine Paste entsteht, und tragen Sie diese auf die Hämorrhoiden auf.

Yoga-Übungen: Beinübungen, Umkehrstellungen (der Kopfstand, der Schulterstand) (Sehen Sie auch in Teil II unter „Die 12 Asanas", Seite 80 ff., bei den Wirkungen der einzelnen Übungen nach.)

Krampfadern (Varikosis)

Vata- und Kapha-Störung

In der Schwangerschaft können Krampfadern sowohl in den Beinen als auch im Bereich von Anus und Vulva auftauchen.

Auch sie entstehen, weil die Muskelwände der Venen hormonell bedingt weich werden und der Körper zusätzliches Gewicht trägt.

DAS HILFT:

• Legen Sie Ihre Beine zwischendurch immer wieder einmal hoch und entspannen Sie sich.

• Massieren Sie Ihre Beine, von den Füßen beginnend nach oben.

• Machen Sie Beckenbodenübungen (gute Übungen finden Sie in Benita Cantienis Buch Tiger Feeling, siehe unter „Literaturtipps …", Seite 171).

Yoga-Übungen: Der Schulterstand (frei oder an der Wand), alle Übungen an der Wand. (Sehen Sie auch in Teil II unter „Die 12 Asanas", Seite 80 ff., bei den Wirkungen der einzelnen Übungen nach.)

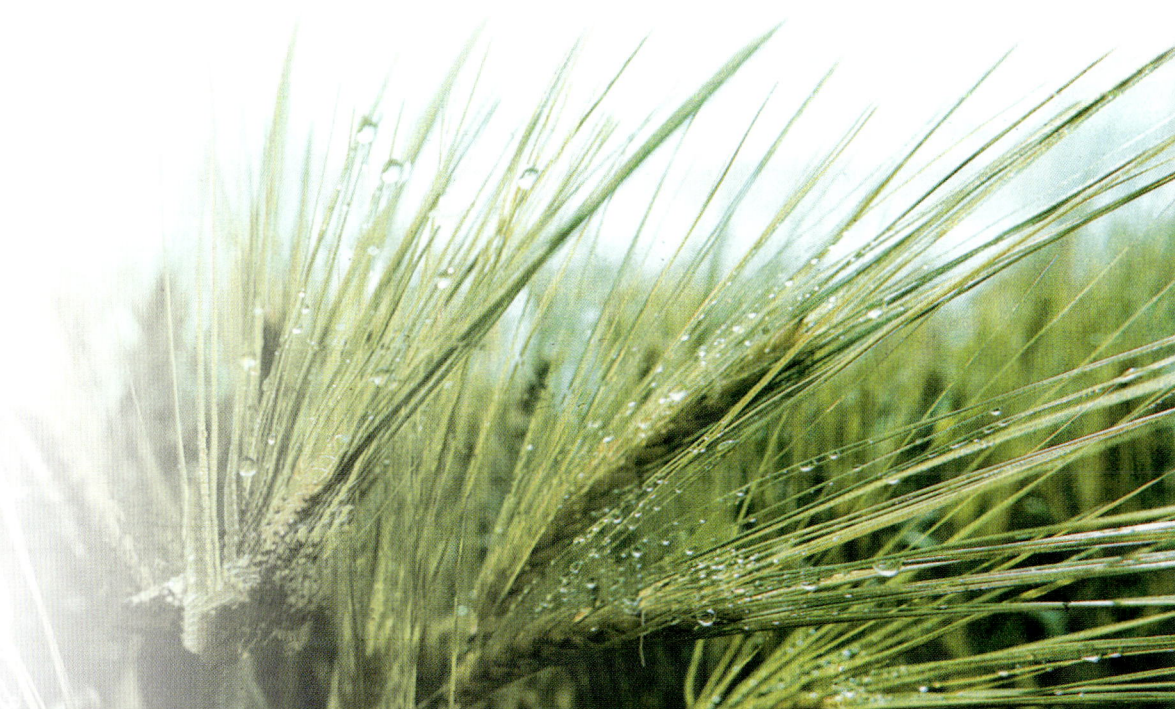

Harnwegsinfekt

Pitta-Störung

In der Schwangerschaft ist der Urin alkalischer. Dadurch können sich Bakterien schneller vermehren. Die Senkung des Muskeltonus und die erweiterten Harnleiter und Nierenbeckenkelche begünstigen, dass die Bakterien über den Harnleiter in die Blase aufsteigen.

DAS HILFT:

- Trinken Sie viel (warmes) Wasser.

- Vitamin C ist ein natürliches Antibiotikum, es macht den Urin sauer und hemmt so die Vermehrung von Bakterien.

- Trinken Sie Tee mit Koriander, Cumin und Fenchel (zu gleichen Teilen).

- 1 Handvoll Sesamsaat mit 1 Teelöffel braunem Zucker gut kauen und mit 1 Glas Wasser hinunterspülen.

- Tragen Sie Baumwollunterwäsche, um einen Wärmestau zu vermeiden (denn dieser ist ein idealer Nährboden für Bakterien).

- Bereiten Sie sich einen *Pitta*-Tee (eine fertige Teemischung können Sie im Bioladen kaufen), um den Stoffwechsel anzuregen und Schlacken auszuspülen.

Yoga-Übungen: Der Schulterstand, der Pflug, der Fersensitz (Sehen Sie auch in Teil II unter „Die 12 *Asanas*", Seite 80 ff., bei den Wirkungen der einzelnen Übungen nach.)

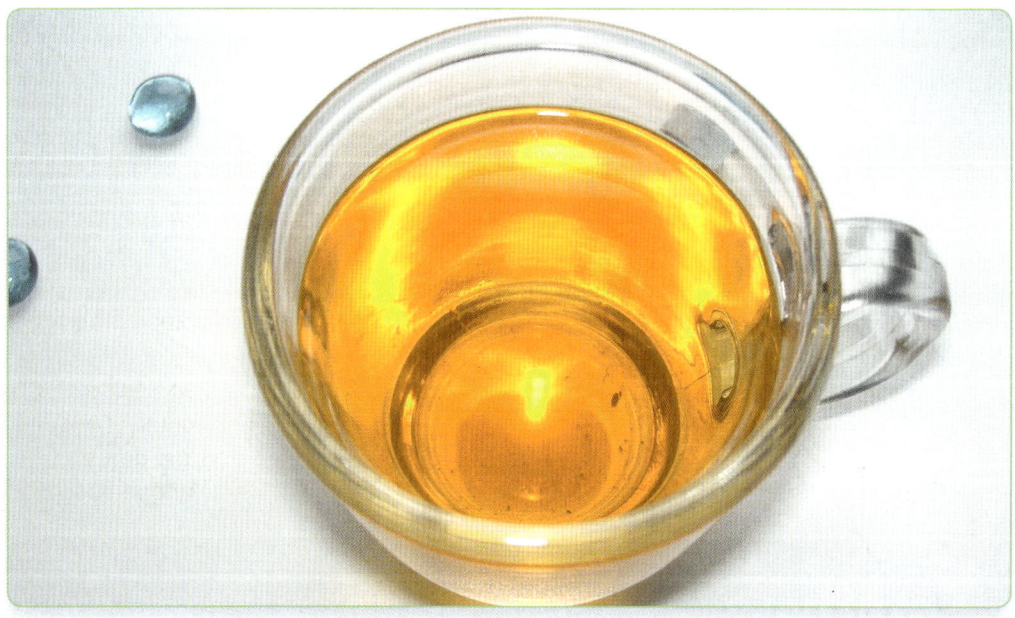

Tee aus Koriander, Cumin und Fenchel kann bei Blasenentzündung wahre Wunder wirken.

Pilzinfektion (Soor)

Kapha-Störung

In der Schwangerschaft ist das Scheidenmilieu eher alkalisch, wodurch sich krank machende Keime besser vermehren können. Zu viele Süßigkeiten begünstigen eine Pilzinfektion.

DAS HILFT:

• Verwenden Sie keine Intimlotion, nehmen Sie keine Schaumbäder und verwenden Sie keine Badeöle. All das verändert den pH-Wert der Scheide so, dass sich Bakterien besser vermehren können.

• Spülen Sie Ihre Scheide nach jedem Toilettengang mit lauwarmem Essigwasser (1 bis 2 Esslöffel Essigessenz auf ½ Liter Wasser) aus.

• Nehmen Sie Sitzbäder mit einer Pilztinktur aus je 2 bis 3 Tropfen Lavendelöl extra, Teebaumöl und Rosenöl mit 1 Esslöffel Salz vom Toten Meer auf 10 Liter Wasser. (Alle Zutaten sind in der Apotheke oder im Reformhaus erhältlich.)

• Sie können auch einen in Naturjoghurt eingetauchten Tampon über Nacht in Ihrer Scheide lassen.

Sodbrennen

Pitta-Störung

Durch die immer größer werdende Gebärmutter erhöht sich der Druck auf den Magen; das kann zu Sodbrennen führen. Dieses Symptom ist zwar unschädlich, aber sehr unangenehm.

DAS HILFT:

• Nehmen Sie keine scharf gewürzten Speisen und

• wenig saure Früchte und Pickles zu sich.

• Essen Sie keine großen Mengen,

• genießen Sie stattdessen zwischendurch ein paar geschälte Nüsse (sehr gut sind Mandeln) oder Trockenfrüchte, die Sie lange und gut kauen und erst als Brei hinunterschlucken.

• Nehmen Sie bei Bedarf 2 Esslöffel *Aloe vera*-Gel ein.

• Genießen Sie Lassi (ohne Frucht) und

• trinken Sie keinen Kaffee und keinen schwarzen Tee.

• Meiden Sie weißen Zucker.

Yoga-Atemübungen wirken beruhigend. (Sehen Sie auch in Teil II unter „Die 12 *Asanas*", Seite 80 ff., bei den Wirkungen der einzelnen Übungen nach.)

Lassi

100 Gramm Naturjoghurt
200 Milliliter Wasser
2 Esslöffel brauner Zucker
1 Teelöffel Rosenwasser
1 Messerspitze gemahlener
Kardamom

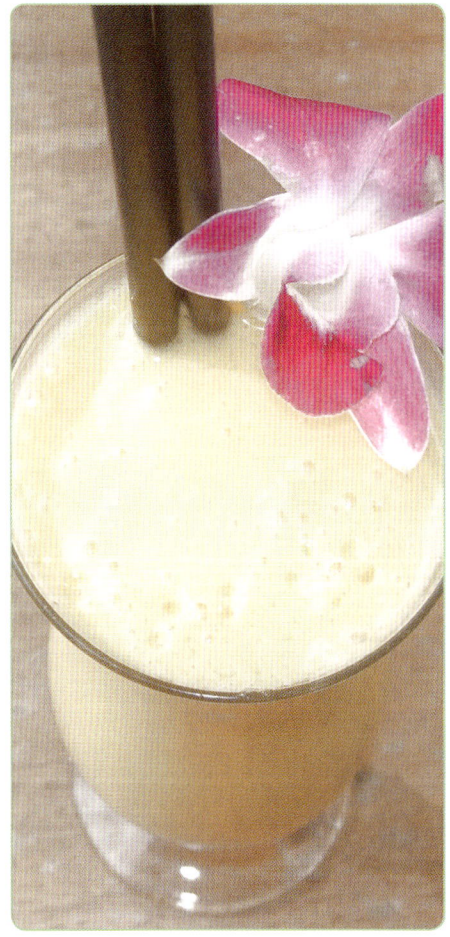

Lassi ist ein erfrischendes Getränk und hilft ausgezeichnet bei Sodbrennen.

Atemlosigkeit

In der späten Schwangerschaft kommt es häufig auch ohne Anstrengung zu Atemlosigkeit.

Das kann unterschiedliche Ursachen haben: Zum einen nimmt die Gebärmutter beständig an Größe zu, was die Lungenkapazität einschränkt. Andererseits vermehrt sich aber auch das Blutplasma aufgrund der erhöhten Wasseransammlung in der Schwangerschaft, die festen Bestandteile des Blutes (Blutkörperchen) bleiben aber gleich, was zu einer physiologischen Blutverdünnung führt. Das heißt, der HB-Wert sinkt und die Sauerstoffsättigung im Blut ist herabgesetzt. Manche Schwangere ernähren sich falsch, bewegen sich zu wenig, nehmen zu schnell an Gewicht zu oder leiden unter Eisenmangel.

Das hilft:

• Moderates Schwimmen tut Ihnen gut.

• Bewegen Sie sich an der frischen Luft und atmen Sie dabei bewusst tief ein und aus.

• Sanfte Yoga-Übungen, wie zum Beispiel die vorbereitenden Übungen oder die einfachen Dehnübungen, helfen Ihnen.

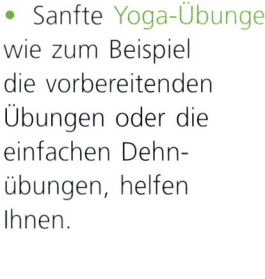

Ödeme (Wassereinlagerungen)

Kapha-Störung

Ödeme sind Wasseransammlungen im Zwischenzellgewebe. Sie entstehen, weil sich die Blutgefäße durch das Schwangerschaftshormon Progesteron weiten und die Gebärmutter zunehmend auf die Beckenvenen drückt. Ödeme weisen häufig auf zu viel Stress im Alltag hin. Zu langes Stehen oder Sitzen und heißes Wetter können die Beschwerden verschlimmern.

DAS HILFT:

• Häufig hilft Ihnen schon Bettruhe.

• Legen Sie zwischendurch immer mal wieder die Beine hoch, um einen besseren Rückfluss des Blutes in den Venen zu gewährleisten.

• Mischen Sie Cumin, Koriander und Fenchel zu gleichen Teilen. Bereiten Sie sich 2- bis 3-mal täglich 1 Tasse Tee, indem Sie je nach Geschmack ¾ bis 1½ Teelöffel dieser Mischung auf 1 Tasse heißes Wasser geben.

• Fußbäder mit Meersalz helfen ebenfalls. Geben Sie 2 bis 3 Esslöffel Salz in Ihre Fußwanne.

• Tragen Sie Stützstrümpfe, das reduziert den Druck in den Venen und somit wird weniger Wasser im umliegenden Gewebe eingelagert. Der Außendruck durch die Strümpfe wirkt dem Innendruck entgegen.

Yoga-Übungen: Der Schulterstand, die Beinübungen (die Sie unter den „Einfachen Dehnübungen" finden), der Sonnengruß, alle Übungen an der Wand (Sehen Sie auch in Teil II unter „Die 12 *Asanas*", Seite 80 ff., bei den Wirkungen der einzelnen Übungen nach.)

Das Vena-cava-Kompressionssyndrom

Dieses Problem taucht meist erst in der späten Schwangerschaft auf, kann aber bei manchen Frauen auch schon früher auftreten. Das Vena-cava-Kompressionssyndrom wird durch die Rückenlage ausgelöst. Die Vena cava inferior ist ein großes Blutgefäß, das zwischen Gebärmutter und Wirbelsäule verläuft und das Blut aus den Beinen und den Beckenorganen zurück zum Herzen führt. Durch den Druck der wachsenden Gebärmutter, des immer größer werdenden Kindes, wird die *Vena cava inferior* zusammengedrückt und es kommt zu einem verminderten Rückfluss des venösen Blutes zum Herzen, was bei der Schwangeren dazu führt, dass der Blutdruck sinkt, aber auch Schwindel und Herzrasen auslösen kann.

DAS HILFT:

• Drehen Sie sich sofort in die stabile Seitenlage, um den Druck aufzulösen, und atmen Sie ruhig und tief ein und aus, bis sich Ihr Kreislauf wieder stabilisiert hat.

• Achten Sie bei den Yoga-Übungen in der Rückenlage darauf, dass Ihr Kopf tiefer liegt als Ihr Becken.

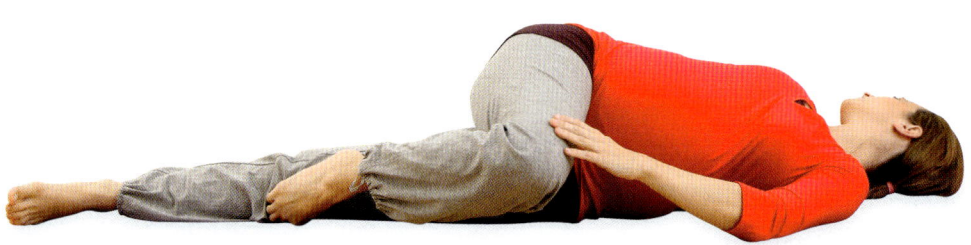

Rücken- und Nackenschmerzen, Ischialgie

Die Wirbelsäule wird mit Fortschreiten der Schwangerschaft, das heißt mit dem Wachstum des Kindes und der Vergrößerung der Gebärmutter, immer mehr belastet. Dadurch verschiebt sich der Schwerpunkt Ihres Körpers. Hinzu kommt, dass durch das Schwangerschaftshormon Progesteron die stützende Muskulatur und die Bänder gelockert werden, die dem Körper Halt geben. Das größte Gewicht trägt jetzt die Lendenwirbelsäule.

DAS HILFT:

- Tragen Sie bequeme Schuhe.

- Heben Sie nichts Schweres.

- Tragen Sie rückengerecht, das heißt: nah am Körper.

- Joggen und hüpfen Sie nicht.

- Halten Sie sich warm.

- Massieren Sie sich sanft.

- Gehen Sie schwimmen.

- Meiden Sie extreme Vorwärts-, Rückwärts- und Drehbewegungen.

Yoga-Übung: Die Krokodilübung lindert Beschwerden im Rücken, besonders im unteren Rücken und beugt Ischias- und Bandscheibenproblemen vor, stärkt die Rückenmuskulatur und hält sie elastisch; Yoga-Übungen, die den Rücken dehnen und Schmerzen lindern (siehe unter „Einfache Dehnübungen" [Seite 68 ff.); die Stellung des Kindes, Schulter-Nacken-Übungen, die Vorwärtsbeuge im Sitzen; der Sonnengruß (auch vorbeugend) löst Verspannungen im Rücken und in den Beinen (Sehen Sie auch in Teil II unter „Die 12 *Asanas*", Seite 80 ff., bei den Wirkungen der einzelnen Übungen nach.)

Vorzeitiges Einsetzen der Wehen

Vata-Störung

Jede schwangere Frau kennt das: Ab und an verhärtet sich ihr Bauch. In der Schwangerschaft treten aufgrund der starken Dehnung der Gebärmutter immer wieder einmal spontane physiologische Kontraktionen auf, die die Durchblutung der Gebärmutter fördern, wodurch das Kind besser versorgt wird.

Treten mehr als drei Kontraktionen in der Stunde vor der 30. Schwangerschaftswoche oder mehr als fünf Kontraktionen pro Stunde nach der 30. Schwangerschaftswoche auf, so ist dies ein Hinweis auf vorzeitige Wehentätigkeit. Bei vorzeitiger Wehentätigkeit besteht die Gefahr einer Frühgeburt! Die Ursachen können in Stress am Arbeitsplatz, in der Beziehung oder in der Sorge um das Ungeborene liegen.

Bei anhaltender Wehentätigkeit suchen Sie bitte einen Arzt auf.

DAS HILFT:

• Halten Sie sich an einen regelmäßigen Tagesablauf.

• Gönnen Sie sich immer wieder Oasen der Ruhe.

• Meditieren Sie regelmäßig (siehe „Die Babymeditation", (Seite 126) und *Tratak,* (Seite 41).

• Gehen Sie Stress aus dem Weg.

• Klären Sie ab, ob Sie eine Vaginalinfektion haben. (Infektionen in der Vagina können Wehen auslösen.)

• Nehmen Sie nahrungsergänzend Magnesiumpräparate ein.

Yoga-Übungen: Atmen Sie in der Entspannungslage tief in Ihren Baby-Bauch hinein und nehmen Sie dabei Kontakt zu Ihrem Kind auf. (Sehen Sie auch in Teil II unter „Die 12 *Asanas*", Seite 80 ff., bei den Wirkungen der einzelnen Übungen nach.)

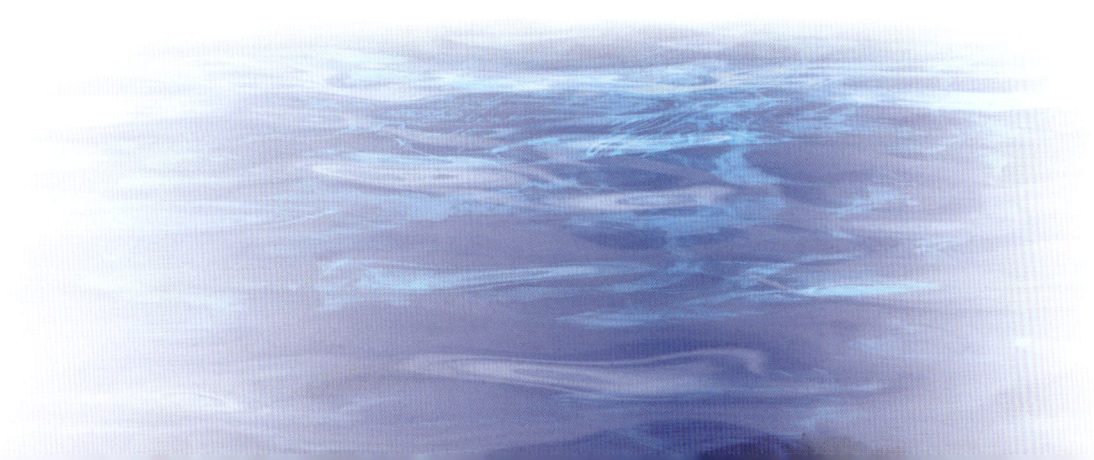

Ernährungsempfehlungen für die Zeit nach der Geburt

Die Zeit nach der Geburt ihres Kindes sollte ruhig und sorgenfrei sein. Wenn sie ausgeruht und ausgeglichen sind, können die Geburtswunden gut abheilen, die Milchbildung kommt besser in Gang und sie schaffen eine harmonische Umgebung für ihr Baby. Belasten Sie sich in dieser Zeit nicht mit schwer verdaulichen und blähenden Nahrungsmitteln, nehmen sie lieber mehrere kleine, warme Mahlzeiten am Tag zu sich.

VERMEIDEN SIE:

• Rohkost;

• Zitrusfrüchte – sie enthalten zu viel Fruchtsäure;

• kalte Speisen;

• bittere, scharfe oder adstringierende Speisen;

• Auberginen, Kohlsorten, Pilze, Paprika und Erbsen;

• Roggen, Hirse, Mais (diese Getreidesorten sind zu trocken);

• die Gewürze Cayennepfeffer, Minze und Salbei;

• weißen Zucker, hellen Honig sowie

• Schweine- oder Rindfleisch.

MÄSSIG DÜRFEN SIE ZU SICH NEHMEN:

• Joghurt und Käse

• Steinobst sowie

• Hülsenfrüchte.

EMPFEHLENSWERT SIND:

• die Gemüse Rote Bete, Möhren, Spargel, Süßkartoffeln, Wurzelgemüse, Kürbis, Pastinaken, Kartoffeln und Gurken;

• Obst wie reife Bananen, Äpfel (nicht zu sauer), Birnen, Weintrauben und Kokosnuss sowie

• Milch, als stärkendes Getränk, aufgeschäumt und gewürzt (siehe Rezept „Gewürzmilch", Seite 156).

DIREKT NACH DER GEBURT:

• direkt nach der Geburt: 1 Esslöffel Ghee und

• beim ersten Hunger: eine dünne Getreidesuppe (aus Reis oder Hafer).

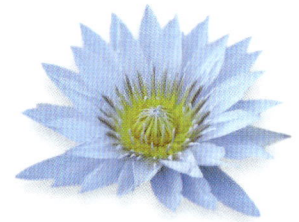

Getreidesuppe

3 Esslöffel Getreide (Reis, Hafer, Weizen, Dinkel, Couscous) *oder*
5 Esslöffel Getreideflocken *und*
¼ Liter Wasser,
1 bis 3 Esslöffel Ghee (und *Vata Churna*, eine fertige Gewürzmischung, die Sie im Bioladen kaufen können),
mit Ingwer und Kardamom oder Ingwer und Kurkuma 5 Minuten kochen lassen.

Kochen Sie keinen dicken Brei, sondern eine Suppe, und beachten Sie, wenn Sie Gemüse hinzugeben: Das Gemüse (auch verschiedene Sorten) sollte nach der Kochzeit gar sein.

Je nach Geschmack und Konstitutionstyp können Sie variieren:

• Der *Kapha*-Typ sollte keinen Hafer essen.

• Ingwer, Zimt oder Rosinen geben der Suppe einen leckeren Geschmack.

• Mit Milch und Wasser zubereitet (je zur Hälfte) können Sie sich auch einen köstlichen Milchreis kochen.

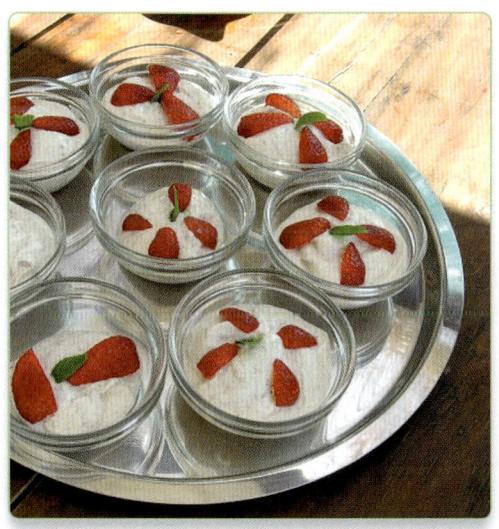

Milchreis ist nahrhaft, lecker und in der Zeit nach der Geburt sehr zu empfehlen.

Die Welt bei Krishnas Geburt – ein kurzes Nachwort

Als die Zeit für das Erscheinen Krishnas näher kam, waren Glück verheißende Konstellationen der Gestirne am Himmel zu sehen. Zu jener Zeit herrschte überall – im Osten, im Westen, im Süden und im Norden – eine Atmosphäre des Friedens. Günstige Gestirnskonstellationen standen am Himmel, und auf der Erde waren sich in allen Städten und Dörfern, auf allen Weiden und Wiesengründen und im Geiste eines jeden Zeichen des Glücks zu sehen. Die Flüsse schwollen an mit klarem Wasser und die Seen waren von farbenprächtigen Lotosblumen übersät. Überall in den Wäldern zeigten sich schöne Vögel und Pflanzen. Die Vögel in den Wäldern hoben nun an, mit lieblichen Stimmen zu singen, und die Pfauen tanzten mit ihren Weibchen dazu. Der Wind, der den Duft vieler Blumen mit sich trug, wehte sehr wohltuend und verlieh den körperlichen Sinnen ein angenehmes Gefühl.

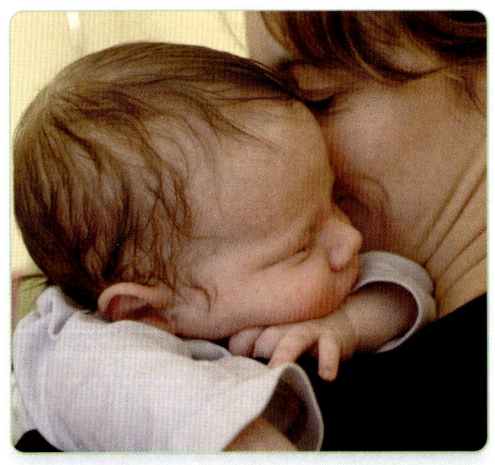

„Die Seele hat kein Geschlecht, sie ist weder männlich noch weiblich."

Weisheit

Herzlich willkommen!

Auf die Geburt folgen Frieden und Stille, das Berühren der „neuen" Seele, Aufatmen und Fassungslosigkeit, das Geschenk der Natur in den Armen zu halten.

Register

Literaturtipps ...

Benita Cantieni: *Tiger feeling. Das sinnliche Beckenbodentraining.* Südwest-Verlag, München 2003

Das Yoga-Kochbuch. Vegetarische Ernährung für Körper und Geist. Rezepte aus den internationalen Sivananda Yoga Vedanta Zentren. Sivananda Yoga Vedanta Zentrum GmbH, Reith bei Kitzbühel 2005

Sivananda Yoga Vedanta Zentrum: *Besser leben mit Yoga. Das ganzheitliche Programm für zu Hause.* Dorling Kindersley Verlag, München 2010

Sivananda Yoga Vedanta Zentrum: *Meditation. In zwölf Schritten zu mehr Gelassenheit, Harmonie und innerer Kraft.* Hans-Nietsch-Verlag, Freiburg 2009

Sivananda Yoga Zentrum: *Einführung in Yoga – Kompletter Basiskurs.* Mangalam Verlag, Ottersheim 2008

Swami Vishnu-Devananda: *Das große illustrierte Yoga-Buch.* Kamphausen Verlag, Bielefeld 2001

Vasant Lad: *Selbstheilung mit Ayurveda. Das Standardwerk der indischen Heilkunde.* O.W. Barth Verlag, München 2010

Wolfgang Goebel, Michaela Klöckler: *Die Kindersprechstunde. Ein medizinisch-pädagogischer Ratgeber.* Verlag Urachhaus, Stuttgart 2010

... und eine Yoga-CD, die wir Ihnen ans Herz legen wollen

Ursula Mäder, Hildegard Pätzold: *Yoga für Schwangere, Die klassische Yoga-Übungsreihe.* (Gesamtspielzeit: etwa 80 Min.)

Diese CD können Sie per E-Mail bestellen unter R*adhikayoga@t-online.de* oder *umaeder@t-online.de*

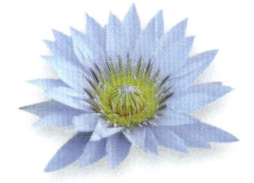

Die Autorinnen

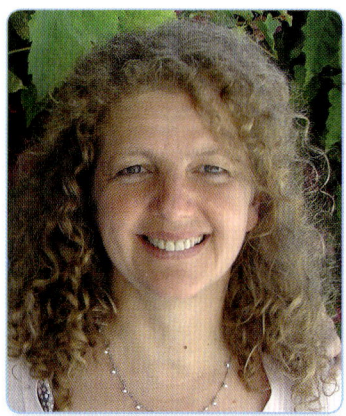

Ursula Mäder

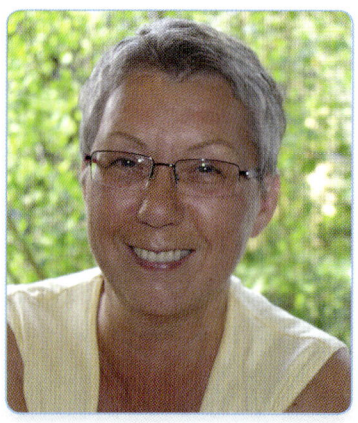

Hildegard Pätzold

arbeitet seit 1990 als Hebamme im *Vivantes Klinikum* (Mutter-Kind-Zentrum) in Berlin-Neukölln. Im Jahr 2004 machte sie eine Ausbildung zur Yoga-Lehrerin bei den internationalen *Sivananda Yoga Vedanta Zentren*. Es folgte eine Ausbildung im Bereich Ayurveda für Frauen- und Kinderheilkunde bei der *Europäischen Akademie für Ayurveda* in Birstein. Seit 2004 unterrichtet Ursula Mäder Schwangere in der Hebammenpraxis *FERA* und im *Sivananda Yoga Vedanta Zentrum* in Berlin. Sie ist Mutter von zwei Kindern.

hat ihr ganzes Berufsleben in der Verwaltung gearbeitet. Im Jahr 1996 machte sie eine Ausbildung zur Yoga-Lehrerin bei den internationalen *Sivananda Yoga Vedanta Zentren* und seit 1998 unterrichtet sie Schwangere im *Sivananda Yoga Vedanta Zentrum* in Berlin. Hildegard Pätzold ist Mutter von zwei Kindern.

Kontakt:

Hildegard Pätzold:
Radhikayoga@t-online.de

Ursula Mäder:
umaeder@t-online.de

www.Hatha-Yoga-fuer-Schwangere.de

Deutschsprachige *Sivananda Yoga Vedanta Zentren:*
www.sivananda.org/berlin
www.sivananda.org/munich
www.sivananda.org/vienna
www.sivananda.org/tyrol
Internationale *Sivananda Yoga Vedanta Zentren* und *Ashrams*
www.sivananda.org

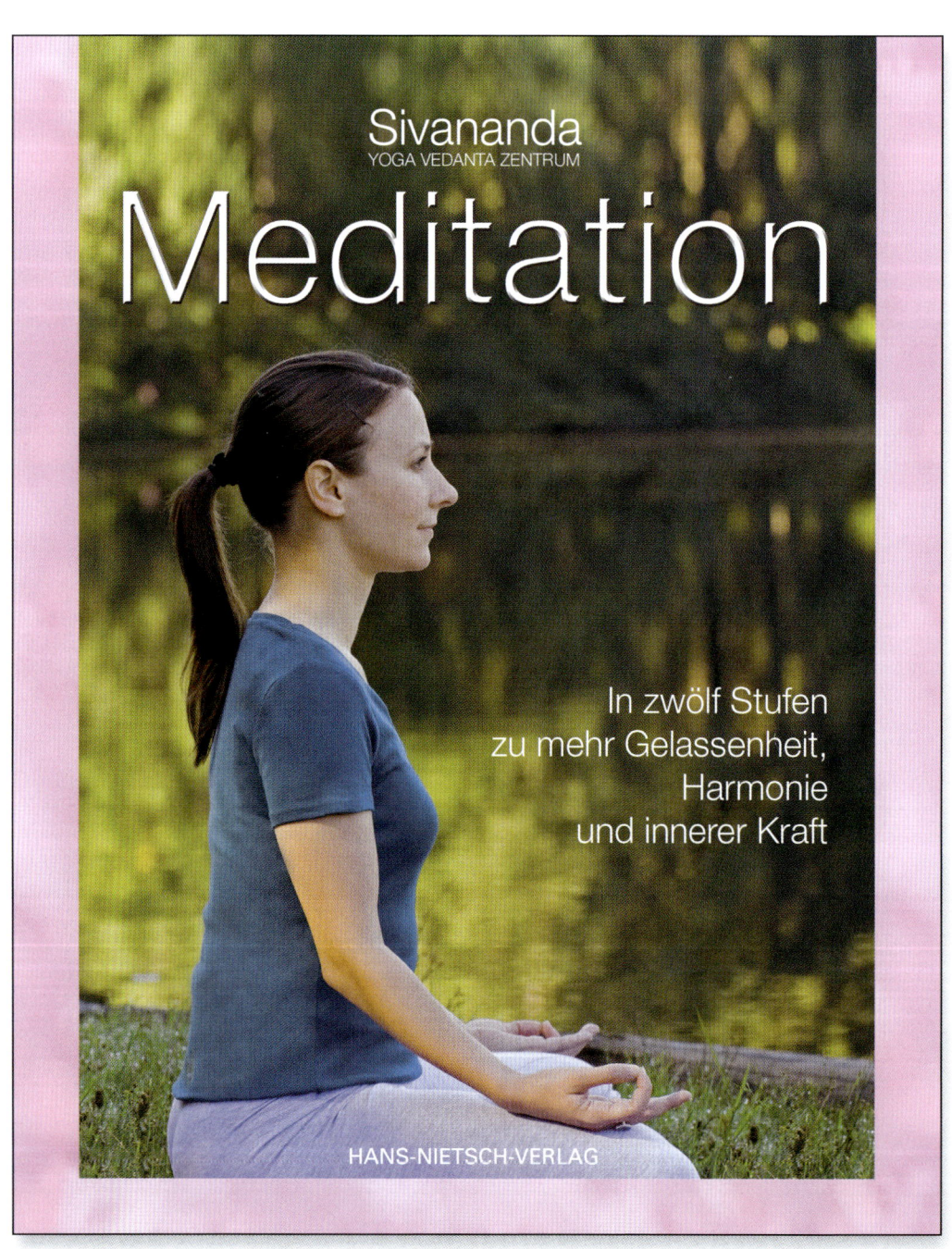

Sivananda
YOGA VEDANTA ZENTRUM

Meditation

In zwölf Stufen
zu mehr Gelassenheit,
Harmonie
und innerer Kraft

HANS-NIETSCH-VERLAG

www.nietsch.de

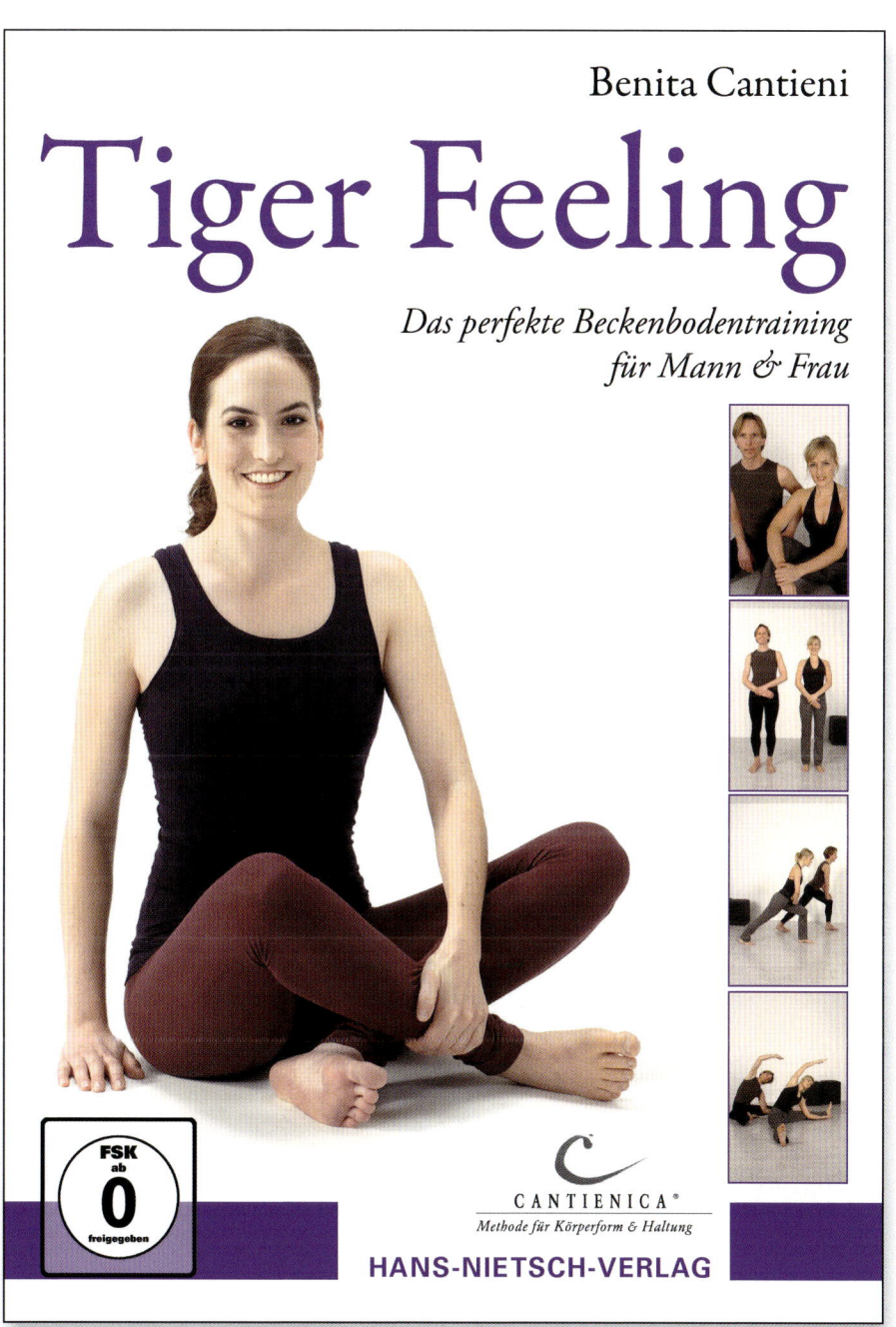

Benita Cantieni

Tiger Feeling

Das perfekte Beckenbodentraining
für Mann & Frau

FSK
ab
0
freigegeben

CANTIENICA®
Methode für Körperform & Haltung

HANS-NIETSCH-VERLAG

Aldous Huxley

Die ewige Philosophie
Philosophia perennis

Eine Anthologie und Interpretation großer mystischer Texte aus drei Jahrtausenden. Mit großer Brillanz entwirft Aldous Huxley eine Gesamtschau der spirituellen Traditionen in Ost und West.

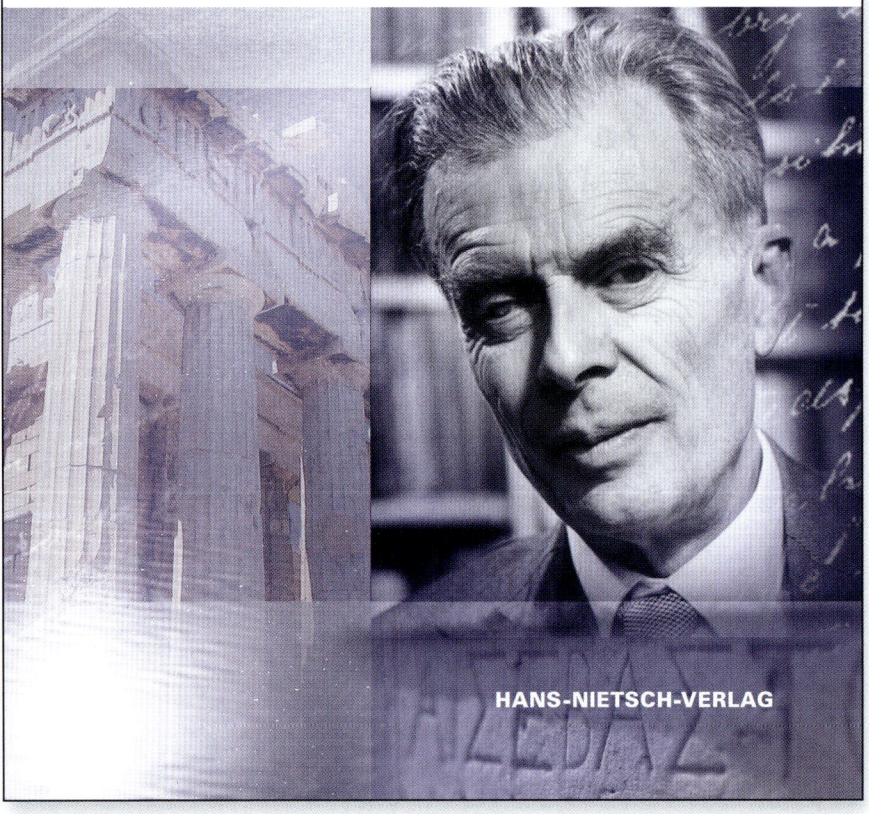

HANS-NIETSCH-VERLAG

www.nietsch.de